DR. K. BANDTLOW

MEDIZIN AN BORD

Ärztlicher Ratgeber für den Notfall
unter Mitarbeit von
Priv.-Doz. Dr. O. Bandtlow

4. überarbeitete Auflage von
Drs. Knut Leistikow, K. und O. Bandtlow

VERLAG KLASING & CO. GMBH, BIELEFELD

Die Abbildungen 3 bis 8, 9, 16, 17, 18, 21 bis 25, 27, 28, 30, 31, 32, 39 und 47 sind mit freundlicher Genehmigung aus dem Buch von Köhnlein, Weller, Vogel, Nobel: „Erste Hilfe. Ein Leitfaden“ , 5. Auflage, Georg Thieme Verlag Stuttgart, 1978, entnommen worden.

ISBN 87412-025-2

Einbandgestaltung: Siegfried Berning

Druck: Kunst- und Werbedruck, Bad Oeynhausen 2

Inhaltsverzeichnis

Vorwort

Seit der Konzeption des Ratgebers „Medizin an Bord“ sind elf Jahre vergangen, in denen die Medizin insbesondere im Bereich Notfall Fortschritte erzielte, die in diese 4. Auflage zu übernehmen wären.
Als neuer Mitarbeiter dieser Auflage konnte Herr Dr. Knut Leistikow gewonnen werden, der die Kapitel „Vorbeugende Maßnahmen zur Vermeidung von Krankheiten“ und „Krankheits- und Behandlungsverzeichnis“ überarbeitete und die Kapitel “Lebensrettende Sofortmaßnahmen“ sowie „Untersuchungs- und Behandlungstechnik“ neu gestaltet hat.
Herrn Apotheker K. Bultmann bin ich für seinen Rat bei der Durchsicht des Kapitels „Bordapotheke“ zu Dank verpflichtet.
Damit ist dieser Ratgeber auf den neuesten Stand der Medizin gebracht worden.

Dr. K. Bandtlow

Einleitung

Bei Erkrankung oder Unfall an Land kann der Kranke schnell ärztlicher Versorgung zugeführt werden. Die Aufgabe des Laien ist dabei, akute Lebensgefahr oder zusätzliche Schädigungen, die bei einem Unfall durch Schmerz oder Verschmutzung beispielsweise von Wunden drohen, zu mindern oder abzuwenden. Diese Erste Hilfe aber reicht auf See nicht aus. Wetter, Gezeiten, Entfernung machen es bei Küsten- und Seetörns häufig unmöglich, innerhalb kürzester Zeit, oft nicht einmal innerhalb eines Tages, einen geeigneten Hafen anzulaufen und damit die ärztliche Versorgung zu erreichen. Es muß daher auf die „Erste Hilfe" des Laien an Land eine „Zweite Hilfe" des Laien auf See folgen. Notgedrungen muß deren Rahmen weitergesteckt sein als der eines Erste-Hilfe-Kurses, um in Notlagen auf See helfen oder aufkommende Lebensgefahr abwenden zu können.
Man muß sich jedoch darüber im klaren sein, daß dieses laienhafte medizinische Handeln viele Gefahrenmomente in sich birgt. Die Grenze zwischen dem zu fordernden Handeln*müssen* und dem nicht mehr Handeln*dürfen* wird letztlich nur schwer zu ziehen und von der Lage, in der sich Crew und Schiff befinden, abhängig sein.
Grundsätzlich darf der Laie den Arzt nur vertreten, solange es die Notlage unbedingt erfordert.
Die Zweite Hilfe des Laien auf See kann nicht vorausgesetzt werden, da zur Erlangung der Führerscheine für Binnen-, Küsten- und Hochseefahrt lediglich die Teilnahme an einem Erste-Hilfe-Kursus vorgeschrieben ist. Die gewonnenen Kenntnisse jedoch sind bald vergessen, da sie nicht praktiziert werden, oder aber sie sind zu gering. Die auf See einsetzende Zweite Hilfe kann diesem Leitfaden entnommen werden – das Wesentliche der Ersten Hilfe wird kurz wiederholt.
Spezielle Maßnahmen, beispielsweise das Geben von intramuskulären Spritzen, das Entfernen von oberflächlichen Fremdkörpern aus der Bindehaut des Auges usw. müssen vorher von einem Arzt gezeigt werden. In Fällen jedoch, wo es etwa darum geht, das Verbluten eines Menschen zu verhindern, soll, muß und kann auch bei Unkenntnis der Ersten Hilfe entsprechend den Hinweisen dieses Ratgebers gehandelt werden.

Jeder ist gesetzlich und moralisch zur Hilfeleistung verpflichtet. Der Schiffsführer, verantwortlich für Schiff und Besatzung, muß dem Rechnung tragen. Je nach der Länge des Törns wird er vor Antritt der Reise dafür sorgen, daß sich eine Mindestausrüstung an Medikamenten an Bord befindet, die Apotheke überprüft und jeweils wieder ergänzt wird. Auch wird er sich selbst genügend Kenntnisse aneignen müssen oder eine geeignete Person dazu anhalten, um Erste und Zweite Hilfe an Bord leisten zu können.
Im Hinblick auf Rechtsfolgen müssen die Notlage, die zur Hilfeleistung zwingt, sowie die Art der Hilfe im Logbuch vermerkt werden.
Es sollte schriftlich festgehalten werden, welche Medikamente zu welchem Zeitpunkt (Datum, Uhrzeit) gegeben wurden. Diese Notiz ist bei Übergabe des Erkrankten von Bord in medizinische Betreuung dem behandelnden Arzt zu überreichen.

Anleitung zum Gebrauch dieses Leitfadens

Versuch der ärztlichen Versorgung

Wenn ein Arzt nur irgendwie erreichbar ist, muß die Versorgung durch ihn erfolgen.

Dieser Leitfaden kann und darf einen Arzt nie ersetzen.

Die ärztliche Versorgung kann wie folgt erreicht werden:

- Funkärztliche Beratung. Der Arzt wird gezielt nach Symptomen, nach dem Unfallhergang usw. fragen. Deshalb den Kranken vor Aufnahme des funkärztlichen Kontaktes nach dem Untersuchungs- und Unfall- Unterscheidungsschema (siehe Seite 46) untersuchen. Es können dann auf die gezielten Fragen des Arztes die entsprechenden Antworten gegeben werden.
- Durch Übergabe des Erkrankten an einen Rettungskreuzer, ein größeres Fahrzeug usw.
- Durch Anlaufen eines geeigneten Hafens.

Versorgung durch Bordmittel

Bei Auftreten eines Unfalles oder plötzlicher Erkrankung, ohne die Möglichkeit, den Erkrankten durch einen Arzt behandeln zu lassen, gilt als oberster Grundsatz:

Nichts ist so eilig, als daß nicht kurzes Überlegen möglich wäre.

Das Kapitel „Lebensrettende Sofortmaßnahmen“ beginnt auf Seite 21. Diese Sofortmaßnahmen sollte jedes Crewmitglied kennen und anwenden können. Da ein schwerer Unfall oder eine Lebensbedrohung die Helfer erfahrungsgemäß in Verwirrung und Ratlosigkeit stürzt, empfiehlt es sich, daß ein Crewmitglied die dargestellten lebensrettenden Sofortmaßnahmen *langsam, laut und deutlich vorliest* und anhand der Abbildungen das Vorgehen des Helfers kontrolliert.

Im „Krankheits- und Behandlungsverzeichnis“ (siehe Seite 68) sind die Hauptsymptome (z. B. Wunde, Bewußtlosigkeit, Knochenbruch usw.) alphabetisch geordnet, außerdem werden Behandlungsvorschläge gemacht. Ferner ist die Dringlichkeit aufgezeigt, mit der eine ärztliche Versorgung angestrebt werden soll. Die Zeitangaben können indessen nur Richtwerte nach allgemeiner Erfahrung sein; sie dürfen auf keinen Fall dazu verleiten, im Ernstfall die endgültige Versorgung hinauszuzögern.

Vorbeugung

Im Kapitel „Vorbeugende Maßnahmen zur Vermeidung von Krankheiten“ geht es darum, wie man durch langfristige Planung vor dem Törn und durch spezielle schiffshygienische Maßnahmen Krankheiten vorbeugen kann.

Vorbeugende Maßnahmen zur Vermeidung von Krankheiten

Spezielle, auf das einzelne Crewmitglied bezogene Maßnahmen

● Ärztliche und zahnärztliche Untersuchung und Behandlung

Durch Anstrengung, Klima-, Wetter- und Nahrungswechsel können im Körper versteckte Krankheiten plötzlich zum Ausbruch kommen. Daher ist eine rechtzeitige ärztliche Untersuchung zu empfehlen (nicht erst zwei oder drei Tage vor dem Törn!). Dies gilt im besonderen Maße für Zahnerkrankungen, da man bei Auftreten von Zahnschmerzen auf See meist sehr geringe Möglichkeiten hat, entscheidend eingreifen zu können. Eine vorbeugende Behandlung setzt das Risiko bedeutend herab. Dies gilt auch dann, wenn man nur kürzere Reisen geplant hat, besonders, wenn man befürchtet, nicht ganz gesund zu sein.
Da in zunehmendem Maße auch Kinder, ja Kleinstkinder am Familienurlaub teilnehmen, empfiehlt es sich dringend, vor Antritt der Fahrt einen Kinderarzt zu konsultieren. Man sollte sich gezielt über die altersabhängige Dosierung der im Medikamentenverzeichnis (Seite 120) aufgeführten Arzneien für seine Kinder informieren lassen, eventuell sogar schriftlich.

● Schutzimpfung

Die Schutzimpfung stellt die bestmögliche Vorbeugung gegen das Auftreten von Infektionskrankheiten dar. Je nach Reiseziel ist eine Vorbeugung gegen mehrere Infektionskrankheiten empfehlenswert oder sogar notwendig. Mehrere Wochen vor Auslaufen sollte man sich beim Gesundheitsamt oder einem Tropeninstitut nach dem erforderlichen Impfschutz für die zu besuchenden Länder erkundigen. Danach ist ein oft über Wochen gehender Impfplan aufzustellen.

Tetanus

Unabhängig vom Reiseziel kann man auf die Tetanus-Schutzimpfung nicht verzichten.
Bei allen, auch kleinsten Verletzungen, vor allem bei größeren Brandwunden, ist die Möglichkeit einer Wundstarrkrampfinfektion groß. Diese mit Lähmungen einhergehende Erkrankung ist heimtückisch und führt auch heute noch in zahlreichen Fällen zum Tode. Deshalb sollte jedes Crewmitglied vor Antritt des Törns gegen Wundstarrkrampf geimpft sein, da bei Eintreten eines Unfalls auf See Impfung oder Wiederauffrischung für den Laienhelfer problematisch ist.
Hat auf See eine Verletzung stattgefunden, so ist bei der endgültigen Versorgung an Land unbedingt der Impfschutz auf Tetanus zu überprüfen und gegebenenfalls eine Wiederauffrischung vorzunehmen.

Infektiöse Gelbsucht (infektiöse Hepatits)

Die infektiöse Gelbsucht tritt in den letzten Jahren zunehmend bei Reisen in Länder mit unzureichendem Hygienestandard auf (auch Mittelmeergebiet!). Die Übertragung erfolgt durch verseuchtes Wasser, vor allem aber durch Muscheln und Schalentiere. (Wegen Vorbeugung beim Gesundheitsamt nachfragen.)

Kinderlähmung

Während die Kinderlähmung in Europa rückläufig ist, tritt sie in subtropischen Ländern unvermindert häufig auf. Die orale Schluckimpfung ist die beste Prophylaxe.

Malaria

Bei Reisen in Malariagebiete ist eine Malariaprophylaxe unbedingt erforderlich (Präparate Resochin oder Fansidar, je nach Reisegebiet). Durch folgende Maßnahmen kann das Risiko einer Malariainfektion zusätzlich vermindert werden:
- Moskitonetz
- Tragen von Kleidung, die möglichst den ganzen Körper bedeckt
- Unbekleidete Körperteile mit Insektenschutzmittel behandeln (z. B. Autan)

Seltener vorkommende Infektionskrankheiten wie **Gelbfieber, Cholera, Pocken** usw. sind bei Reisen in zahlreiche außereuropäische Länder noch häufig und erfordern eine prophylaktische Impfung.

Beispiel eines Impfplanes

Zeitpunkt	obligatorisch	empfehlenswert
1. Tag	Pocken-Wiederimpfung	
7. Tag		1. Polio-Schluckimpfung (Oral-Virelon) 1. Tetanus-Impfung (Tetanol)
37. Tag	Gelbfieber-Impfung* (17-D-Impfstoff)	2. Tetanus-Impfung
52.Tag	1. Cholera-Impfung (0,5 ml) (Cholera-Impfstoff Behring-Werke)	2. Polio-Schluckimpfung
59. Tag	2. Cholera-Impfung (1,0 ml)	Beginn der Typhoral-Impfung
66. Tag		Hepatitis-A-Prophylaxe (z. B. Beriglobin) Hepatitis-B-Prophylaxe (z. B. Aunativ)

* Die Gelbfieber-Impfung wird nur von autorisierten Impfstellen durchgeführt.

Allgemeine Maßnahmen an Bord (Schiffshygiene)

● Trinkwasser

Spezielle Probleme werfen Aufbewahrung und Keimfreihaltung des Trinkwassers auf.

Jährliche Arbeiten

Der Wassertank – heute werden oft Plastikkanister verwendet, von denen die meisten, aber nicht alle, das Wasser geschmacklich verändern (Art des verwendeten Kunststoffes ausschlaggebend) – sollte

jährlich am Ende der Saison entleert werden. Während der Saison haben sich meistens bräunliche Sedimente von Eisen oder Algen usw. gebildet, die das Wasser trüben und geschmacklich verändern. Bei Indienststellung der Yacht wird mit Trinkwasser durchgespült und anschließend desinfiziert:
Dem mit Trinkwasser gefüllten Tank wird Paracaporit zugesetzt, und zwar 50 g/m^3 Wasser. Die Lösung läßt man 24 Stunden einwirken. Anschließend wird der Tank entleert und mit Trinkwasser durchgespült und aufgefüllt. Dadurch kann der dem Chlor anhaftende unangenehme Geschmack weitgehend entfernt werden.
Silberkomplexverbindungen vermögen ebenfalls das Wasser zu desinfizieren:
1 g Mikropur auf 10 l Wasser.
Da Silberkomplexverbindungen geschmacklos sind, entfällt bei diesem Verfahren das nochmalige Leeren und Neufüllen des Tanks.

Keimfreihaltung während der Saison

Sauberes und klares Wasser ist heute nur mehr selten zu bekommen. Deswegen muß das Trinkwasser meistens mit viel Aufwand aufbereitet werden. Indes:
Die wenigen mit dem aufbereiteten Trinkwasser in den Tank gelangten Keime können sich schon nach kurzer Zeit explosionsartig vermehren. Das Wasser wird trübe und bekommt, hervorgerufen durch die Stoffwechselprodukte der Kleinstlebewesen, einen fauligen Geruch und Geschmack. Um diesem Übel vorzubeugen, muß während der Saison angestrebt werden, die Anreicherung von Keimen und Kleinlebewesen (Algen usw.) im Wassertank so gering wie möglich zu halten.
Dies geschieht am besten durch Zusatz von Silberkomplexverbindungen, weniger durch Chlorierung, da Chlor Wasser den bekannten unangenehmen Geschmack verleiht.
Man setzt dem Wasser 1–2mal in der Saison, in warmen Gegenden, z. B. im Mittelmeerraum, 2–3mal, 1 g Mikropur pro 100 l Wasser zu (oder Certosil nach Gebrauchsanweisung).
Diese Zusätze entsprechen den strengen Bestimmungen der deutschen Trinkwasserversorgung und können somit an Bord bedenkenlos eingesetzt werden.

Ist man gezwungen, stark verschmutztes, trübes Wasser übernehmen zu müssen, so können zu dessen Aufbereitung Filtergeräte von Nutzen sein. Diese Filtergeräte, wie sie im Campinghandel angeboten werden, sind kleine, transportable, von Hand zu bedienende Apparate, denen bis zu 2,5 l Wasser pro Minute keimfrei und gereinigt entnommen werden können. Filteranlagen verbessern den Geschmack jedoch nicht wesentlich, auch filtern sie weder Salze noch sonstige gelöste Stoffe aus dem Wasser. Man kann damit also keineswegs Salzwasser oder geschmacklich ungenießbares Wasser für den menschlichen Genuß aufbereiten.
Letztlich ist Abkochen das einzige einfache und zuverlässige Mittel, um schlechtes und verdächtiges Wasser unschädlich zu machen. Der Geschmack wird dadurch freilich nicht verändert.

● Ernährung

Vor Reiseantritt ist ein sorgfältiger Verproviantierungsplan aufzustellen, der sich mehr nach dem Geschmack der Crew, weniger nach theoretischen Kalorienzahlen pro Mahlzeit, nach Vitaminen usw. zu richten hat.
Zur Vermeidung von Darminfektionen sind in südlichen Ländern folgende Punkte besonders zu beachten:

- Vor jeder Mahlzeit die Hände waschen.
- Anfangs eisgekühlte Getränke meiden.
- Zum Zähneputzen kein Leitungswasser nehmen.
- Kein Würfeleis, da aus Leitungswasser.
- Kein Speiseeis, da bekannter Bakterienträger.
- Nur geschältes Obst und gekochtes Gemüse.
- Keine Mayonnaise, kein kaltes Buffet.
- Keine Gerichte aus rohem Fleisch und rohem Fisch.
- Nur abgekochte Milch.
- Keine Ziegenmilchprodukte (Gefahr des Maltafiebers).
- Keine rohen Schalentiere (Krebse, Krabben, Austern, Muscheln), da Träger von Hepatitis-, Typhus- und Paratyphuskeimen.

● Speisenaufbewahrung

Besondere Überlegungen sind beim Einkauf von Lebensmitteln und bei deren Aufbewahrung zu treffen; das schließt auch gekochte Speisen mit ein. Speisen können selbst bei Aufbewahrung im Bordkühlschrank nicht beliebig lange genießbar gehalten werden, vor allem in warmen Gebieten nicht. Manche Bakterien vermehren sich auch bei Kühlschranktemperaturen rasch. Man sollte deshalb in warmen Gegenden die Kost so wählen, daß man möglichst auf einen Kühlschrank verzichten kann.

Auch der Inhalt von Dosen kann verderben und zu schwersten Lebensmittelvergiftungen führen. Der Doseninhalt ist ungenießbar, wenn der Dosenboden sich vorwölbt, beim Öffnen Gase (eventuell sogar übelriechende) entweichen oder der Inhalt verfärbt ist.

Verschimmelte Speisen sollten nicht genossen werden, da neben harmlosen auch giftige Schimmelpilze auftreten können.

Beachte:

In warmen Gegenden können Speisen viel schneller verderben, ohne wesentlich an Geschmack zu verlieren!

● Alkohol an Bord

Alkohol – gleich in welcher Form – führt in allen Mengen genossen zu einer vorübergehenden kurzen Aufputschung mit geistigem und körperlichem Leistungsanstieg, dann aber sehr rasch über die vorherige Abgespanntheit hinaus zu stärkerer Ermüdung und Gleichgültigkeit.

In größeren Mengen, besonders über einen längeren Zeitraum, führt Alkohol zu erheblicher Abnahme und Verlangsamung des Reaktionsvermögens, zur Überbewertung der eigenen körperlichen und geistigen Leistungsfähigkeit, verbunden mit einer zunehmenden Kritiklosigkeit gegenüber der Abschätzung gefahrvoller Situationen. Schließlich geraten auch die körperlichen Bewegungen und zweckgerichtete Handlungen außer Kontrolle. Die Folgen sind erhöhte Unfallgefahr (siehe Statistik der an Vatertagen über Bord Gefallenen!), Ausfall von Crewmitgliedern bei schwerem Wetter und – bei sorgloser falscher Navigation – Gefährdung des eigenen Lebens und das der anderen. Insbesondere Biergenuß führt zu einer vermehrten Harnausscheidung, der dringend Rechnung getragen werden muß. Bei schwerem Wetter

ist der Gebrauch des Bord-WC oft unmöglich und die dann gewählte Außenbordmethode mit der katastrophalen Gefahr des Überbordgehens verbunden.
Daher sollte man während des eigentlichen Törns keinen Alkohol zu sich nehmen, ausgenommen das obligate Opfer an Rasmus bei Antritt der Reise. Im Hafen ist genügend Gelegenheit, das Versäumte nachzuholen.

2 Lebensrettende Sofortmaßnahmen

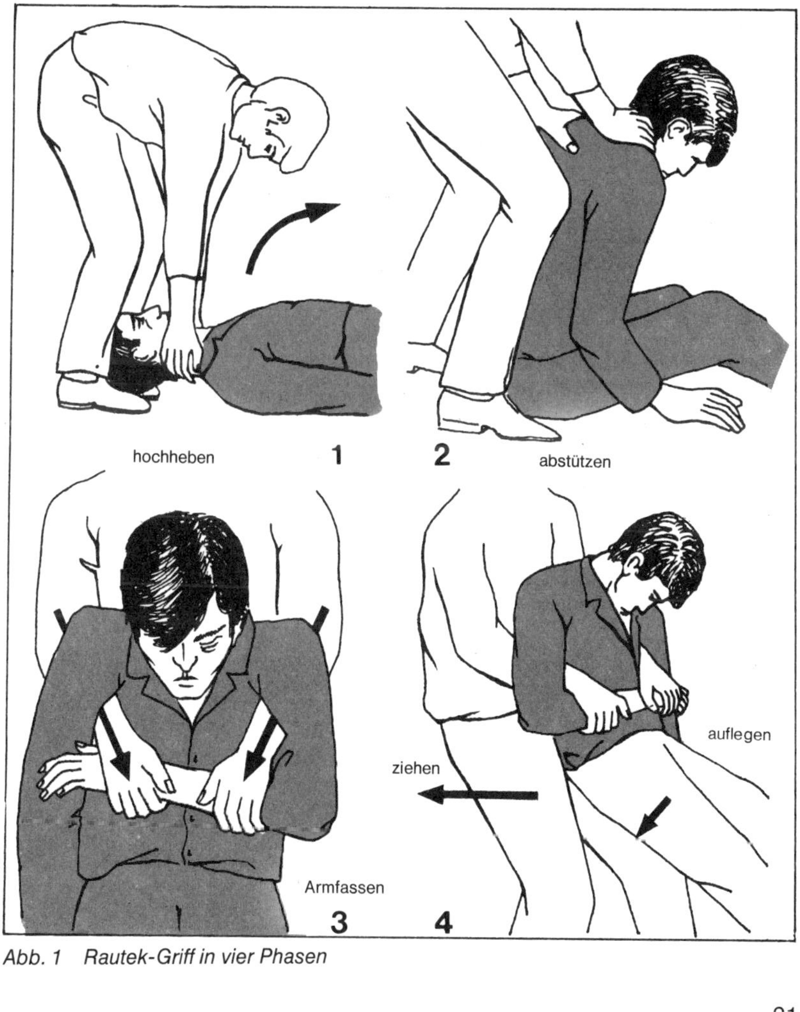

Abb. 1 Rautek-Griff in vier Phasen

● Rettungsgriffe

Nach einem Unfall muß ein Verletzter an eine geeignete Stelle gebracht werden, um Blutstillung, Wiederbelebung oder Schockbehandlung durchführen zu können. Meist wird dies die Kajüte sein. Mit dem Rautek-Griff kann ein Verletzter am besten transportiert werden.
Man geht in vier Phasen vor (Abb. 1):

1. Phase:
Der Helfer tritt hinter den Verletzten und hebt ihn im Schulter-Nacken-Bereich so an, daß der Kopf des Verletzten auf den Unterarmen des Helfers zu liegen kommt.

2. Phase:
In der Sitzposition wird der Verletzte von den Knien des Helfers gehalten.

3. Phase:
Der Helfer schiebt seine Arme von hinten durch die Achselhöhlen des Verletzten. Dann faßt er einen Unterarm des Verletzten und legt ihn quer vor dessen Leib.

4. Phase:
Der Helfer geht in leichte Kniebeuge und zieht den Verletzten auf seine Oberschenkel. Er kann ihn jetzt fortschleifen.

Rettungsgriff nach Rautek läßt sich zu einem Tragegriff erweitern (Abb. 2).
Dieser Tragegriff eignet sich, um einen Verletzten von Deck in die Kajüte zu bringen.

● Blutstillung

Eine blutende Wunde wird mit einem einfachen, sterilen Verband bedeckt, der nicht abschnüren soll. Die Blutung kommt damit meist zum Stehen. Bei Blutungen aus Schlagadern (hellrotes Blut spritzt im Rhythmus des Herzschlages aus der Wunde) reicht ein einfacher Verband aber oft nicht aus. Bei Schlagadernblutung wird folgendes Vorgehen empfohlen:

– Hochhalten der verletzten Gliedmaße.
– Druckverband auf blutende Wunde aufwickeln:

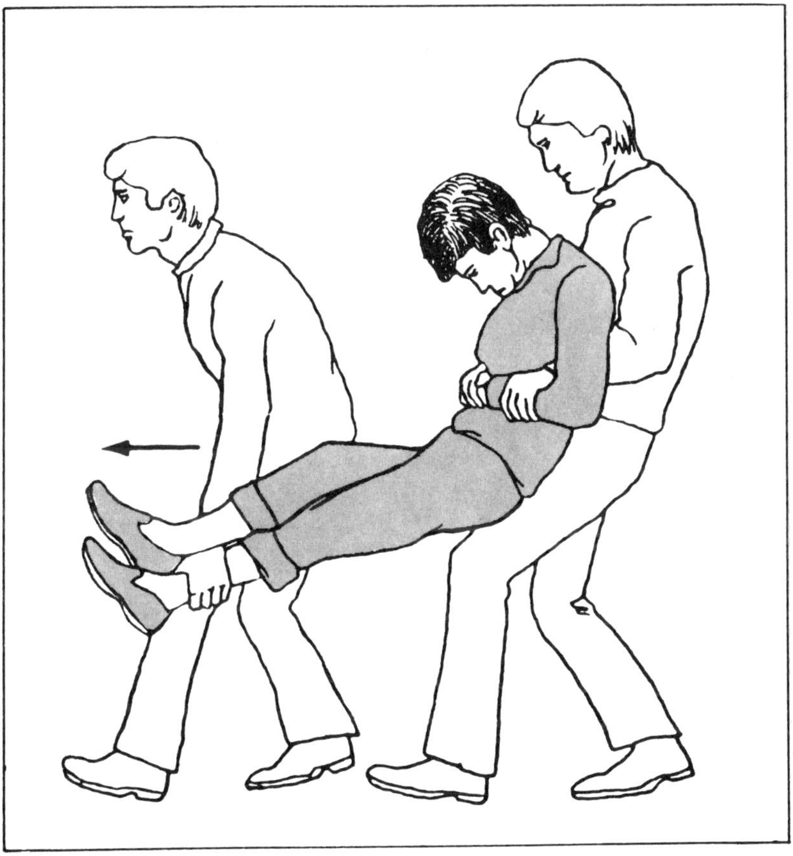

Abb. 2 Tragegriff nach Rautek

Über die keimfreie Wundauflage wird ein Polster gelegt, z. B. ein fest zusammengelegtes Tuch, ein Verbandspäckchen oder ähnliches. Darüber wird eine Binde gewickelt. Zusätzlich kann nochmals ein weiterer Druckverband auf den ersten aufgebunden werden, falls dieser stark durchbluten sollte.

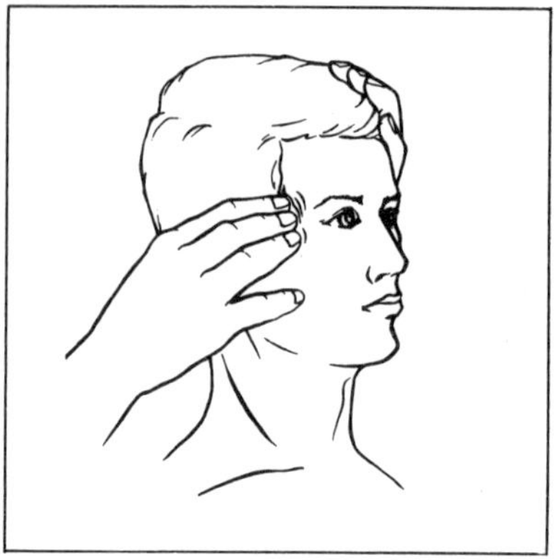

Abb. 3 Abdrücken der großen Schläfenschlagader mit den Fingerspitzen einer Hand vor dem Ohr gegen den Schläfenknochen, wobei die andere Hand auf der Gegenseite des Kopfes den Gegendruck ausübt

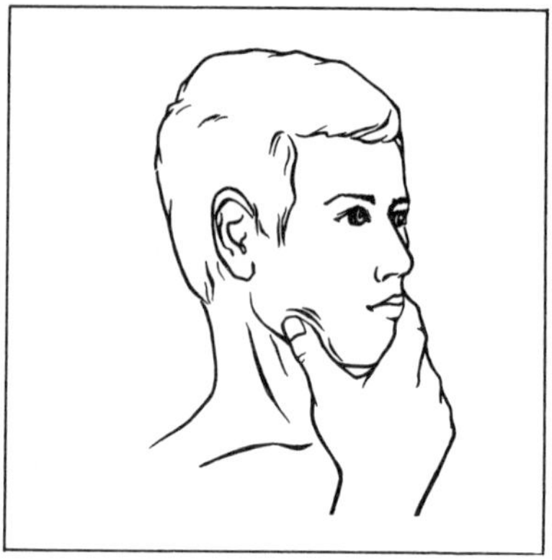

Abb. 4 Abdrücken der Gesichtsschlagader. Der Daumen drückt die Arterie vor dem Ansatz des Kaumuskels gegen den Unterkiefer ab. Die anderen Finger der Hand üben auf der anderen Seite des Kiefers den Gegendruck aus

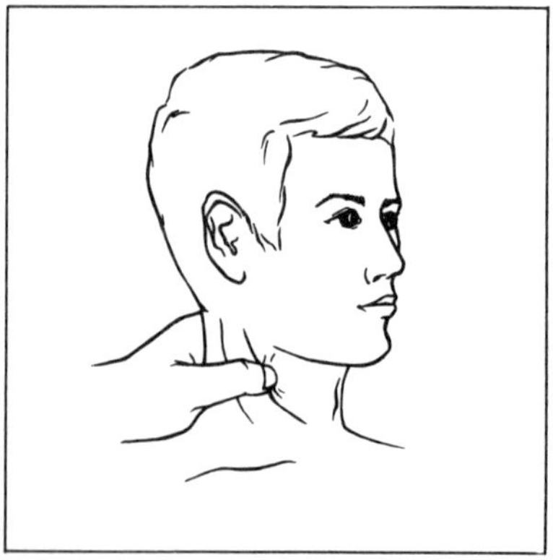

Abb. 5 Abdrücken der Halsschlagader am Vorderrand des Kopfnickermuskels gegen die Wirbelsäule. Diese Art der Abdrückung darf höchstens zwei bis drei Minuten praktiziert werden

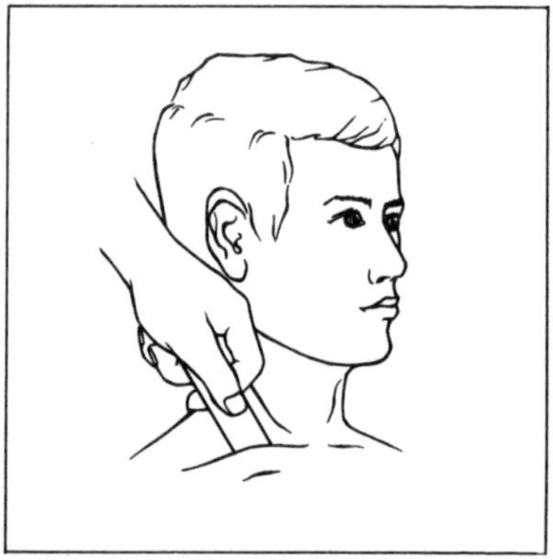

Abb. 6 Abdrücken der Schlüsselbeinschlagader hinter der Mitte des Schlüsselbeins nach unten gegen die erste Rippe. Als Hilfsmittel dient ein Zungenspatel

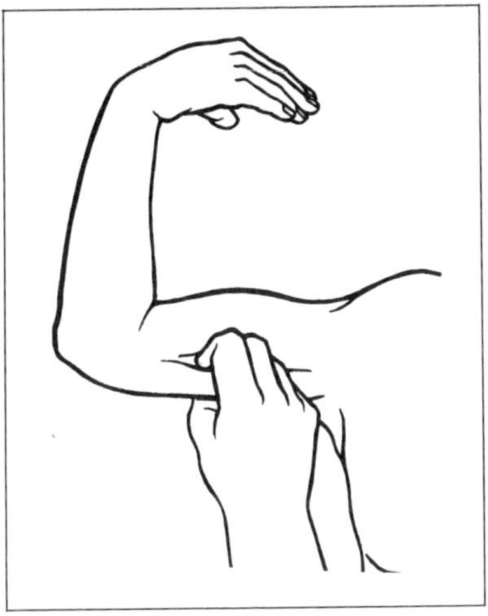

Abb. 7 *Abdrücken der Oberarmschlagader auf der Innenseite des Bizepsmuskels gegen den Oberarmknochen*

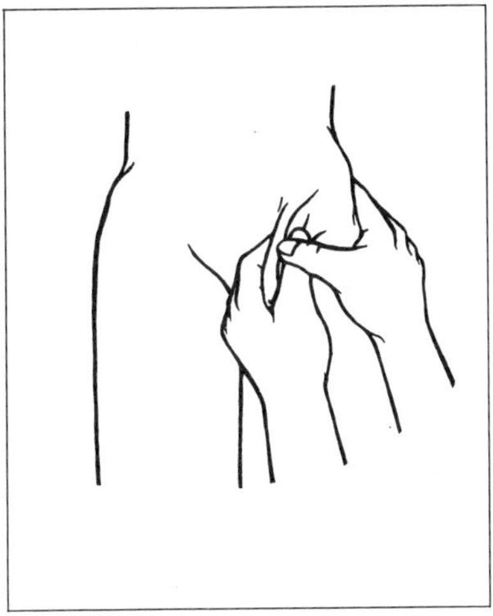

Abb. 8 *Abdrücken der Beinschlagader mit beiden Daumen unter dem inneren Drittelpunkt des Leistenbandes, wobei die Finger beider Hände auf der Hinterseite des Oberschenkels den Gegendruck ausüben*

- Reicht diese Maßnahme nicht aus, kann herzwärts der Wunde die Schlagader mit den Fingern abgedrückt werden. Die Abdruckstellen sind (Abb. 3 bis 8):
  Schläfenschlagader
  Kieferschlagader
  Halsschlagader
  Schlüsselbeinschlagader
  Armschlagader
  Beinschlagader
- Reicht auch diese Maßnahme nicht aus, um die Blutung zum Stehen zu bringen, kann die stark blutende Schlagader mit den Fingern *am Ort der Blutung,* also dort, wo es herausspritzt, zusammengedrückt werden. Am besten nimmt man als Unterlage eine keimfreie Auflage oder notfalls ein sauberes Tuch (Taschentuch).

– Als „ letztes Mittel" zur Blutstillung kommt die Abbindung in Frage. Diese Maßnahme kann aber nur mit dem größten Bedenken empfohlen werden. Mit der Abbindung werden Blutgefäße und Nerven verletzt, so daß die betroffene Gliedmaße unter Umständen eine dauernde Schädigung davonträgt. Wenn das Abbinden nicht zu umgehen ist, darf nur ein *breites* Gurtband (z. B. Hosenträger, Dreiecktuch) verwendet werden, nie dünne Enden, Draht oder ähnliches. Bei einer richtig sitzenden Abbindung kann der Puls unterhalb der Abbindung nicht mehr getastet werden. Nach einer Stunde ist die Abbindung für zwei bis drei Minuten zu lösen, damit die unterhalb der Abbindung nicht durchblutete Gliedmaße über unverletzte Gefäße kurzzeitig durchblutet werden kann. Der Zeitpunkt der Abbindung ist unbedingt zu notieren (Zettel an Abbindung heften oder die Zeit mit Kugelschreiber oder Lippenstift auf die Stirn des Verletzten schreiben!).

Beachte:
Druckverbände oder Abbindungen dürfen nicht angelegt werden (Gefahr der Nervenschädigung):
– direkt oberhalb des Handgelenkes,
– direkt oberhalb des Ellenbogens,
– direkt unterhalb des Kniegelenkes.

Bei jeder größeren Blutung muß auf *Schockzeichen* geachtet werden (siehe Seite 108).

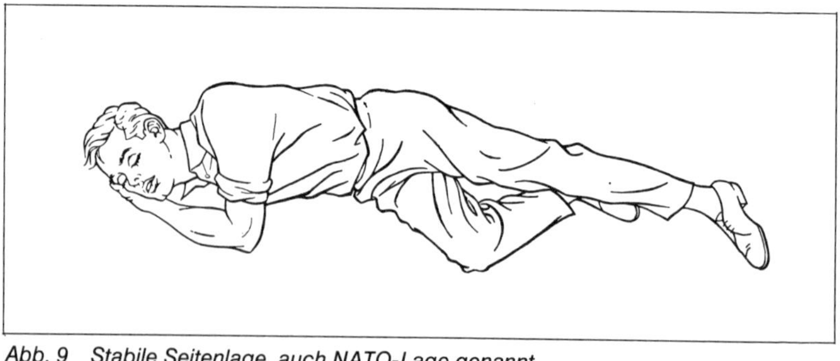

Abb. 9 Stabile Seitenlage, auch NATO-Lage genannt

● Lagerung von Verletzten

Richtige Lagerung kann eine ernste Lebensgefahr, die einem Verletzten drohen, verhindern!
Die wichtigste Lagerungsart ist die *stabile Seitenlage (NATO-Lage)* entsprechend Abb. 9.

Vorgehen:

Der Helfer kniet seitlich neben dem Verletzten, hebt die ihm zugewandte Gesäßseite leicht an und schiebt den Arm des Verletzten, der dem Helfer zugewandt ist, so weit wie möglich unter das Gesäß. Dann umfaßt der Helfer das ihm zugewandte Bein des Verletzten, winkelt es an und stellt es auf (auch Fuß bis ans Gesäß schieben). Der Helfer faßt jetzt den Verletzten an Hüfte und Schulter und zieht ihn zu sich herüber. Dadurch rollt der Verletzte in die Seitenlage. Um die Atemwege freizuhalten, wird der Kopf des Verletzten in den Nacken gebeugt und die freiliegende Hand unter das Gesicht geschoben. Zuletzt wird der unter dem Körper liegende Arm nach hinten vom Körper weggezogen.
Die stabile Seitenlage ist perfekt!

Anzuwenden bei:
- Bewußtlosen zum Freihalten der Atemwege
- Verletzten, die alleingelassen werden müssen
- Schädel-, Hirnverletzungen (Blutung aus Nase, Mund und Ohr)
- Erbrechen
- Blutung aus Mund und Rachen, Schock

Weitere Lagerungsarten

Schocklagerung (Abb. 10)
Zur besseren Durchblutung von Gehirn, Herz und Lunge

Rückenlagerung mit Knierolle (Abb. 11)
Bei Bauchverletzung und -erkrankung zur Verminderung der Bauchdeckenspannung und zur Schmerzlinderung

Sitzlagerung (Abb. 12)
Zur Verbesserung der Atemtätigkeit bei Brustkorbverletzung

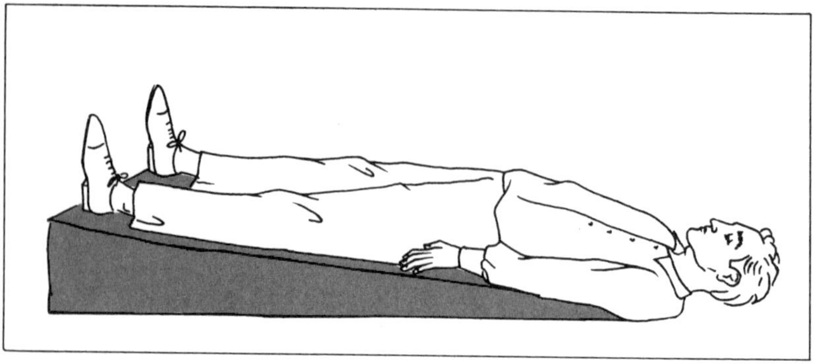

Abb. 10 Schocklagerung (Kopf tief, Beine hoch)

Hocklagerung (Abb. 13)
Bei starker Blutung aus dem Mund und bei Kieferverletzung

Rückenlagerung (Abb. 14)
Zur Verringerung der Hirndurchblutung (bei Hitzschlag, Schlaganfall)

Die beschränkten Platzverhältnisse auf einem Schiff und der Seegang machen es oft unmöglich, die Lagerungsarten „nach Vorschrift" anzuwenden. Hier wird man Kompromisse finden müssen.

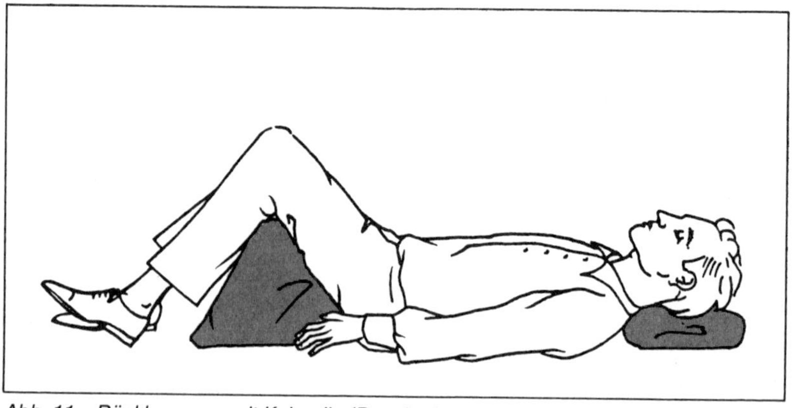

Abb. 11 Rücklagerung mit Knierolle (Baucherkrankung und -verletzung)

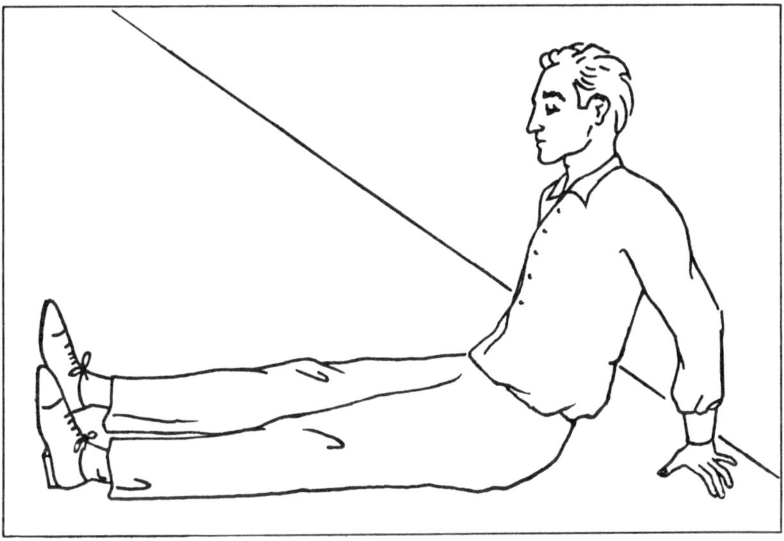

Abb. 12 Sitzlagerung (Brustkorbverletzung)

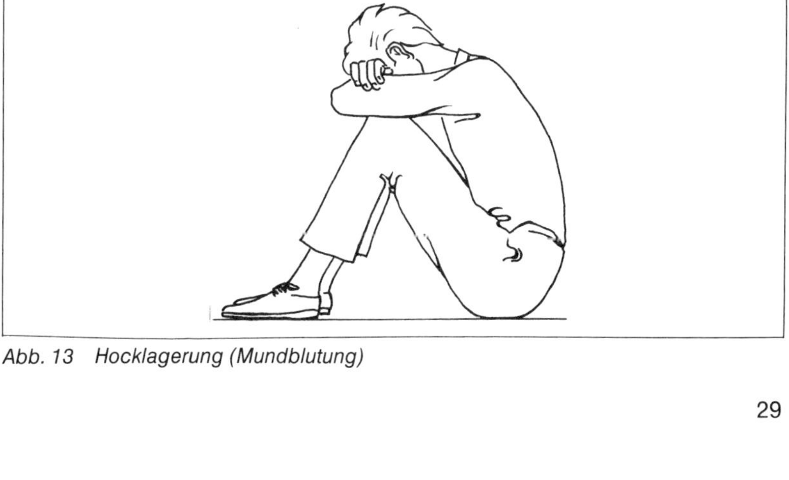

Abb. 13 Hocklagerung (Mundblutung)

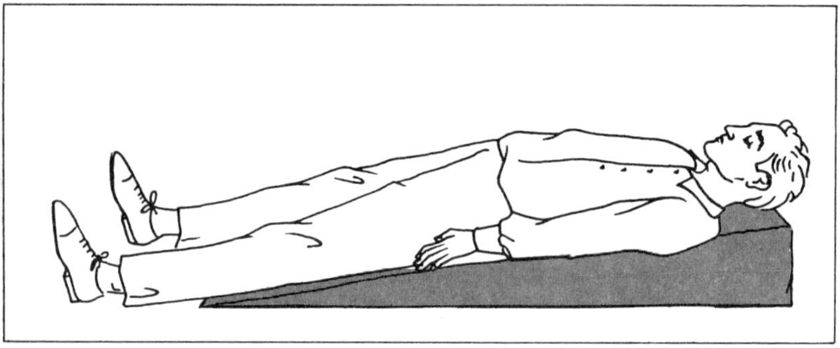

Abb. 14 Rückenlagerung (Kopf hoch)

Es soll die Koje Verwendung finden, die eine möglichst günstige und ruhige Lagerung ermöglicht. Der Kranke muß gegebenenfalls angebunden werden, um ein Herumrollen zu vermeiden. Wichtig besonders bei Bewußtlosen!
Bei Transport und Lagerung müssen alle unnötigen Belastungen ausgeschaltet werden. Das Motto „Zähne zusammenbeißen, Schmerz kurzzeitig aushalten" ist gerade dann fehl am Platz, wenn durch schonenden Transport und Lagerung zusätzliche Schmerzen verhindert werden können, die durch nicht vermeidbare Umstände, wie das Schlingern des Schiffes usw., ohnehin in reichlichem Maße entstehen.

Merke:

- *Schwerverletzte sollen immer liegen*
  und nicht sitzen oder zum Aufstehen veranlaßt werden.
- *Enge Kleidung lockern*
  Ausziehen der Kleidung kann große Schmerzen verursachen; deshalb die Kleidung an den Nähten aufschneiden oder zertrennen.
- *Verletzte mit Knochenbruch*
  müssen so gelagert werden, daß jede Bewegung der verletzten Knochenteile durch das Rollen des Schiffes vermieden wird (gegebenenfalls anbinden).

- *Der Verletzte soll immer zugedeckt sein*
  Hier kann die Sirius-Rettungsdecke nützlich sein:
  Die Sirius-Decke hat wesentliche Vorteilc, dic besonders auf einem Schiff Bedeutung gewinnen: Kehrt man die Silberseite der Decke abschirmend nach oben, wird die Wärme doppelt zurückgestrahlt. Dies ist besonders dann wichtig, wenn ein Verletzter unter starker Sonnenbestrahlung steht. Einem Hitzschlag kann damit vorgebeugt, ein Wärmestau abgebaut werden.
  Kehrt man die Silberseite dem Körper zu, so werden bis zu 85 % der Körperwärme reflektiert. Dadurch schützt die Rettungsdecke ausreichend vor Unterkühlung, Regen, Nässe und Wind. Die andere Seite der Sirius-Rettungsdecke ist auffallend goldlackiert.

● Herz-Lungen-Wiederbelebung

Atemstillstand und Herzstillstand müssen innerhalb von drei bis fünf Minuten beseitigt werden, sonst tritt der Tod ein.
Grund: Gehirnzellen sterben nach Unterbrechung der Sauerstoffzufuhr innerhalb von drei bis fünf Minuten ab.

Zeichen des Atemstillstandes

- Keine Bewegung des Brustkorbes
- Bewußtlosigkeit (keine Reaktion auf Reize, z. B. Zwicken, Stechen)
- Die Haut verfärbt sich blau
- Die Pupillen werden weit

Zeichen des Herzstillstandes

- Halsschlagader pulslos
- Atmung steht still
- Pupillen sind weit
- Nichthören von Herztönen unzuverlässiges Zeichen!

Sofortmaßnahmen nach der ABC-Regel

A = **A**temwege freimachen und freihalten
B = **B**eatmen
C = **C**irculation des Kreislaufs wiederherstellen

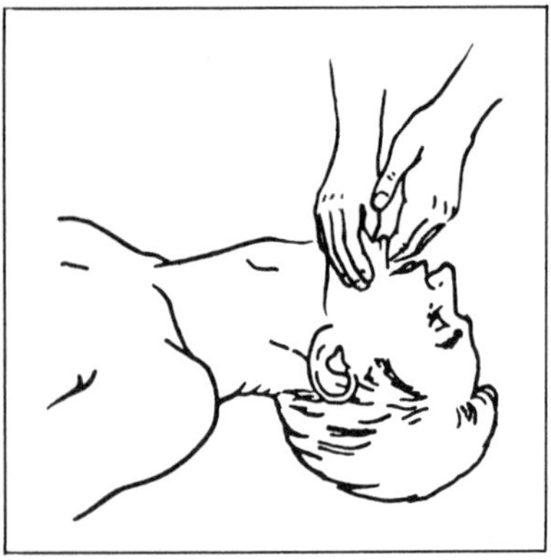

Abb. 15 Reinigung von Mund und Rachen (Erbrochenes, Blut), Auswischen mit Tuch und Finger

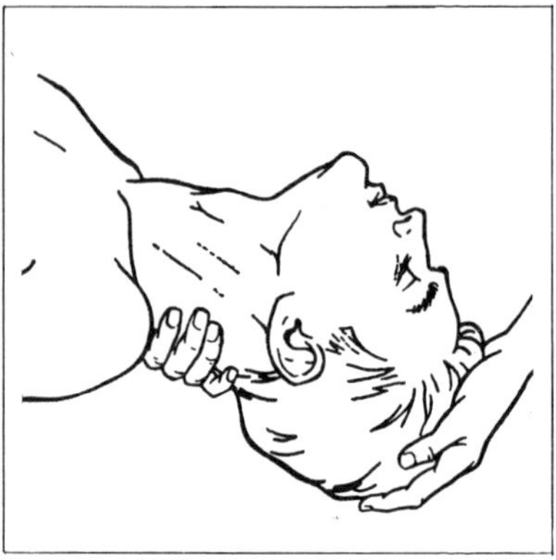

Abb. 16 Überstrecken des Kopfes nach hinten

A = Atemwege freimachen und freihalten

1. *Reinigung* der Mundhöhle von Fremdkörpern (Blut, Mageninhalt, Gebiß – siehe Abb. 15)
2. *Überstrecken des Kopfes* nach hinten und gleichzeitiges Vorschieben des Unterkiefers (Abb. 16 und 17)

In den meisten Fällen eines Atemstillstandes führen die Maßnahmen A der ABC-Regel zur Spontanatmung des Verunglückten. Denn die

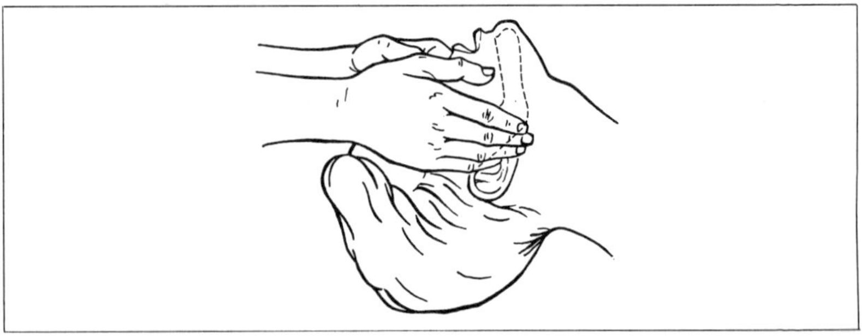

Abb. 17 Vorwärtsziehen des Unterkiefers

Hauptursache des Atemstillstandes ist das Zurücksinken des Unterkiefers und der Zunge, wodurch der Zugang zur Luftröhre verdeckt wird.

Kommt nach dieser Maßnahme A die Atmung nicht in Gang, muß die Maßnahme B durchgeführt werden.

B = Beatmen

Voraussetzung für die Beatmung ist die Maßnahme A. Geschieht dies nicht, besteht die Gefahr, daß die eingeblasene Luft statt in die Lunge in den Magen des Verunglückten gelangt.

1. Mund zu Nase (Abb. 18): Die Beatmung Mund zu Nase erfolgt 12–18mal in der Minute. Der Beatmer hebt nach jeder Beatmung den Kopf und kontrolliert die durch die Beatmung ausgelöste Bewegung des Brustkorbes.

2. Mund zu Mund: Die Beatmung Mund zu Mund wird bei verschlossener Nase, bei Nasenbluten oder Verletzung der Nase durchgeführt.

Atemstöße pro Minute:
Erwachsene ca. 12–18mal
Kinder ca. 25mal
Säuglinge ca. 40mal

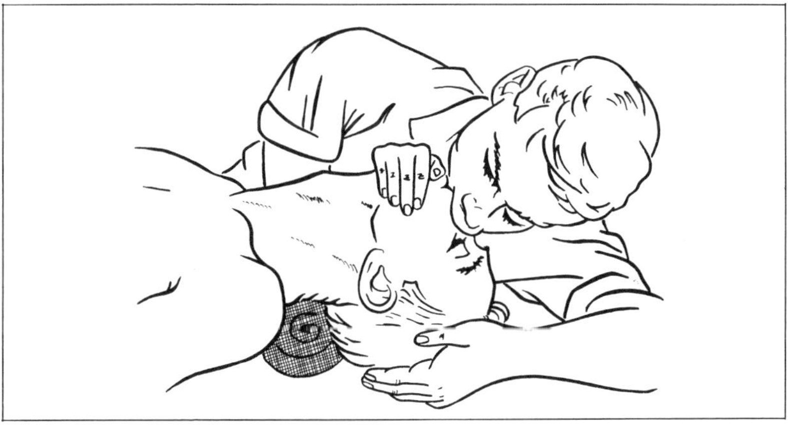

Abb. 18 Mund-zu-Nase-Beatmung

Die Atemspende ist allen anderen mechanischen Wiederbelebungsmethoden weitgehend überlegen.

Liegt ein Herz-Kreislauf-Stillstand vor, wird die Maßnahme C der ABC-Regel durchgeführt.

C = Circulation des Kreislaufs wiederherstellen (Herzdruckmassage)

Die Herzdruckmassage erfolgt am Herzdruckpunkt, der drei Querfinger oberhalb des Brustbeinendes liegt (Abb. 19). Beim Erwachsenen wird der Brustkorb ca. 4 cm mit den Handballen zusammengedrückt (bei Kindern 2 cm, bei Säuglingen 1 cm). Der Helfer beugt sich über den Verunglückten und drückt mit gestreckten Armen und beiden übereinanderliegenden Handballen auf den Herzdruckpunkt (Abb. 20).
Es muß immer *zusätzlich beatmet* werden:
Bei *zwei Helfern* führt der eine Helfer eine Beatmung durch, der zweite Helfer anschließend fünf Herzmassagen.
Bei *einem Helfer* werden zunächst zwei Beatmungen und dann 15 Herzmassagen durchgeführt.
In gleichem Rhythmus weiterverfahren.

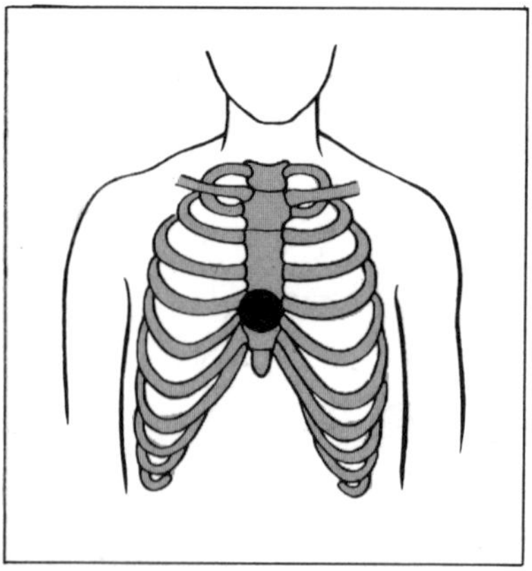

Abb. 19 Herzmassage-Druckpunkt

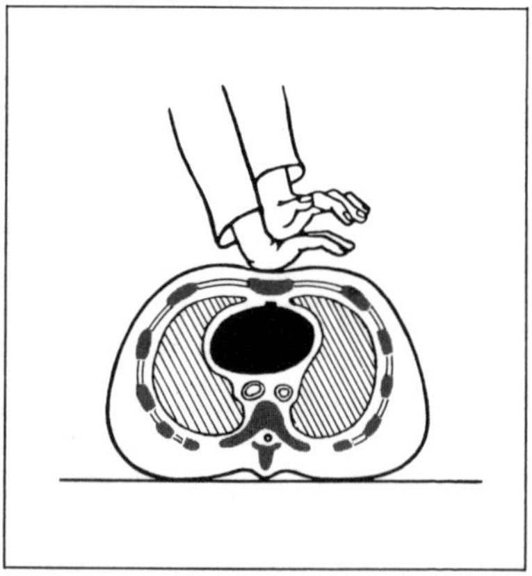

Abb. 20 Herzmassage-Technik

Beim Erwachsenen sollen in der Minute ca. 60 bis 80 Herzmassagen durchgeführt werden (bei Kindern mit einem Handballen 100 Herzmassagen in der Minute, bei Säuglingen mit zwei Fingern 120 Herzmassagen in der Minute).

Bei Erfolg von Beatmung und Herzdruckmassage werden die weiten Pupillen wieder enger. Die Wiederbelebungsmaßnahmen können aber erst dann eingestellt werden, wenn Atmung und Puls wieder regelmäßig sind. Besteht trotz intakter Atmung und tastbarem Puls weiterhin Bewußtlosigkeit, ist die stabile Seitenlage (siehe Seite 26) vorzunehmen und der Verunglückte ständig zu kontrollieren.

● Schock

Schocksymptome

- Kühle, feuchte, blaß-bläuliche bis fahlgraue Haut
- Schneller, schlecht tastbarer Puls (um 100 Schläge pro Minute)
- Unruhe, Ängstlichkeit, später Schläfrigkeit bis Bewußtseinstrübung
- Flache Atmung

Schockbekämpfung

Bei jeder schweren Verletzung muß mit einem Schock gerechnet werden. Der drohende Schock kann leichter verhindert als der eingetretene Schock beseitigt werden.
Je länger der Schock dauert und je massiver er ausgeprägt ist, um so größer ist die Lebensbedrohung! Deshalb nach einem Unfall alle Maßnahmen zur Schockbekämpfung einleiten:

1. **Blutstillung** (siehe Seite 22)
2. **Lagerung** (siehe Seite 28)
   Der Verletzte wird so gelagert, daß die Zentren (Gehirn, Herz und Lunge) ausreichend durchblutet werden.

Das bedeutet:
- Für einige Minuten die Beine hochhalten
- Bei Nichtbewußtlosen Schocklagerung (siehe Abb. 10)

- Bei Schädelverletzung, Brustkorbverletzung sowie Herzschwäche kann die Schocklagerung nicht durchgeführt werden, sondern die entsprechende Speziallagerung (siehe Seite 29)
- Bei Bewußtlosen stabile Seitenlage (siehe Abb. 9)

3. Schutz vor Auskühlung

Der Verletzte ist in Decken einzuhüllen. Überwärmung ist aber zu vermeiden. Sirius-Rettungsdecke verwenden. Möglichst trockene, warme Unterlage.

4. Schmerzlinderung

- Vermeidung jeder unnötigen Bewegung (gegebenenfalls anbinden)
- Suchen einer bequemen Lage für den Verletzten
- Schienung bei Knochenbruch
- Gabe von Schmerzmitteln

Es sollte von dem Grundsatz ausgegangen werden, auf Medikamente möglichst zu verzichten. Ist dies wegen der Stärke der Schmerzen aber nicht möglich, können 20 bis 30 Valoron-N-Tropfen gegeben werden. Nach fünf bis zehn Minuten tritt die schmerzstillende Wirkung ein, die etwa vier bis fünf Stunden anhält. Dann kann eine zweite Dosis gegeben werden. Eine intramuskuläre Injektion eines Schmerzmittels ist wenig sinnvoll, da infolge der Mangeldurchblutung des Gewebes im Schock das gespritzte Medikament nicht zeitgerecht in die Blutbahn aufgenommen werden kann.

5. Laben mit kleinen Flüssigkeitsmengen (nur schluckweise trinken lassen)

Durch Laben wird der Kreislauf mit Flüssigkeit zum Teil wiederaufgefüllt.

Empfehlenswert ist eine trinkbare Salzlösung, z. B. 2 Beutel Liquisorb S auf 1 l Wasser oder, einfacher, 1 gestrichener Teelöffel Kochsalz auf 1 l Wasser.

Ungeeignet sind kohlensäurehaltige Getränke und Milch.

Verboten ist Laben bei:

- Bewußtlosen und Benommenen
- Schluckbehinderung

- Verletzung des Bauchraumes
- Schädel- bzw. Hirnverletzung
- Verletzung oder Schädigung der Lungen und des Brustraumes
- Brechreiz und Erbrechen

6. **Seelische Betreuung**
   Der Verletzte fühlt sich im Zustand des Schocks allein und ist verängstigt. Durch die Nähe des Helfers und durch Zuspruch werden die Widerstandskräfte gestärkt.

7. **Pulskontrolle** (zur Kontrolle der Schocksituation)

Puls 60 bis 80	Schläge pro Minute = normal
Puls um 100	Schläge pro Minute = beginnender Schock
Puls über 120	Schläge pro Minute = schwerer Schock
	Die Pulswerte sollten, wenn möglich, zur Kontrolle alle 15 Minuten mit Uhrzeitangabe auf einem Zettel vermerkt werden, ebenso die durchgeführten Maßnahmen, um sich einen Überblick über die Gefährlichkeit der Situation zu verschaffen.

8. **Rauch- und Alkoholverbot**

9. **Bei anhaltendem Schockzustand** über zwei bis drei Stunden ist der Verletzte wegen der Lebensgefahr sobald wie möglich in ärztliche Versorung zu bringen (intravenöse Flüssigkeitszufuhr bzw. Blutersatz zur Lebensrettung).

Schockursachen

Äußere und innere Blutungen
- Blutungen aus Wunden
- Blutungen bei schweren Prellungen und Knochenbrüchen nach innen
- Magenblutungen
- Blutungen in den Bauchraum nach stumpfen Verletzungen

Verlust von Blutflüssigkeit
- Verbrennungen (nach außen)
- Entzündungen des Bauchraumes (nach innen)

Wasserverlust
- Erbrechen
- Durchfall
- Starkes Schwitzen

Herzschwäche–Herzinfarkt

Einschwemmen von Bakteriengiften in die Blutbahn durch Entzündungen
- durch Abszesse
- durch Infektionskrankheiten

Überempfindlichkeitsreaktionen (Allergie)
des Körpers gegen fremdes Eiweiß oder Medikamente

● Ersticken

Verursacht wird Ersticken durch Verschlucken von Fremdkörpern wie Speisebrocken, Flüssigkeiten, Erbrochenem oder einem Gebiß. Sind die Fremdkörper klein, werden sie meist durch Hustenstöße aus den Atemwegen herausbefördert.
Sind die Fremdkörper groß, muß dem Erstickenden sofort geholfen werden.

Behandlung
1. Öffnen des Mundes.
   Einschieben eines Keiles oder mehrfach gefalteten Tuches, um das Zubeißen zu verhindern.
   Fremdkörper dann mit den Fingern herausholen.
2. Oberkörper des Erstickenden weit nach vorne beugen, quasi „auf den Kopf stellen“.
   Schläge mit der flachen Hand auf den Rücken zwischen die Schulterblätter geben, bis der Fremdkörper ausgehustet wird.
3. Handgriff nach Heimlich.
   Läßt sich mit 1 und 2 kein Erfolg erzielen, so muß folgende Methode versucht werden:

Der Helfer legt seine beiden Arme von hinten um die Taille des Erstickenden, ballt eine Hand zur Faust und drückt die Faust kräftig auf die Bauchdecke oberhalb des Nabels in Richtung Zwerchfell. Bei Bedarf mehrmals wiederholen. Durch den beim Druck auf den Bauch entstehenden Überdruck in den Luftwegen kann der Fremdkörper oftmals wie ein Sektkorken aus einer Sektflasche herausgeschossen werden.
Wichtig:
Handgriff nur anwenden, wenn man Augenzeuge der Erstickung durch einen *Fremdkörper* ist oder wenn alle anderen Maßnahmen nicht zum Erfolg führen.
Nach der Anwendung des Handgriffs nach Heimlich ist eine ärztliche Untersuchung erforderlich (Gefahr des Leber-, Milz- oder Magenrisses).

● Ertrinken

Schnelles Handeln ist erforderlich.

Keine Zeit mit Maßnahmen zur Entfernung von Wasser aus Lunge und Magen verlieren, da Wasser aus der Lunge nicht entfernt werden kann!

Wiederbelebung nach der ABC-Regel (siehe Seite 31).
Nach geglückter Wiederbelebung drohen dem zunächst Geretteten noch erhebliche Gefahren:

Unterkühlung
Sofort nasse durch trockene Kleidung ersetzen.
Sirius-Rettungsdecke verwenden. In Decken einhüllen. Maßnahmen wie bei Unterkühlung (Seite 40) anwenden.

Einschlafen des Geretteten
Einschlafen muß unter allen Umständen vorhindert werden, da ein Schlafender von einem Bewußtlosen nicht unterschieden werden kann. Sollte eine Kontrolle nicht möglich sein, ist auf jeden Fall die *stabile Seitenlage* (siehe Abb. 9) anzuwenden; ferner sind Atmung und Puls ständig zu kontrollieren.

Spätschäden

Auch innerhalb der nächsten 48 Stunden kann durch das sogenannte „sekundäre Ertrinken“ noch der Tod eintreten. Deshalb *sofort* den nächsten Hafen anlaufen.

● Unterkühlung

Sofortmaßnahmen

- Geretteten aus Wind und Wetter in die Kajüte bringen
- Entkleiden
- In trockene Decken einschlagen
- Heißes, stark gezuckertes alkoholfreies Getränk geben (nie bei Bewußtlosen!)
- Anlegen einer Wärmepackung (nach Hibler oder durch chemische Elemente)
- kein Bandagieren oder Abbinden von Extremitäten
- Vermeidung aller aktiven und passiven Bewegungen
- keine Medikamente
- kein Alkohol

Wärmepackung nach Hibler

Ein großes Tuch (Bettlaken oder ähnliches) wird mehrmals auf die Größe 30 x 30 cm gefaltet und auf die Mitte kochendes Wasser gegeben. Das Tuch wird dann dem Unterkühlten in Höhe des Übergangs Brustkorb zu Bauchraum auf das Hemd (oder ein Handtuch) gelegt. Anschließend legt man eine Sirius-Rettungsdecke darüber. Brust- und Bauchraum werden in eine Decke eingeschlagen, wobei nur noch das Gesicht sowie Arme und Beine freibleiben. Mit einer weiteren Decke wird dann der ganze Körper eingewickelt.

Die Hibler-Wärmepackung wird stündlich erneuert.

Wärmepackung durch chemische Elemente

Wärmeelemente geben nach Vermischen chemischer Substanzen Wärme ab. Solche Wärmeelemente sind z. B. Kwik-Heat: 45 Minuten lang 70 °C, oder Breast-T-Pack-Element: 30 Minuten lang 33 °C.

Durch Quetschen einer Packung wird ein darin befindlicher Beutel zerdrückt. Die darin enthaltene Flüssigkeit gerät mit der Chemikalie in

Granulatform im äußeren Beutel zusammen – der Wärmeprozeß beginnt.
Bei der Behandlung eines Unterkühlten werden Wärmeelemente in Gang gesetzt und dem Unterkühlten in der Herzgegend und am Rumpf angelegt. Ansonsten geht man in gleicher Weise vor wie bei der Wärmepackung nach Hibler.

Unterkühlungsstadien
Temperaturmessung mit Frühgeburtenthermometer im After

Unterkühlungsstadium	Symptome
1. **Erregungsstadium** 37–34° C **geringe Gefahr!**	– Kältezittern („Schüttelfrost") – erregt – Pulsschlagzahl gesteigert (über 80) – Atemzüge vertieft und beschleunigt – Schmerzen im ganzen Körper – Hautfarbe weiß – später: Dumpfheit Müdigkeit Nachlassen des Kältezitterns
2. **Erschöpfungsstadium** 34–29° C **Gefahr!**	– Muskelstarre – nicht mehr ansprechbar, schläfrig – Pulsschlagzahl gesenkt (30–40), unregelmäßiger Puls – Atemzüge verlangsamt auf weniger als 10 in der Minute – Hautfarbe bläulich
3. **Lähmungsstadium** unter 29° C **höchste Gefahr!**	– Bewußtlosigkeit – Pupillenerweiterung – keine Atembewegungen – Muskelstarre gelöst – kein Puls mehr nachweisbar – Hautfarbe wächsern

Der Unterkühlte kann erst dann alleingelassen werden, wenn wieder eine normale Temperatur von 36,5 bis 37° C erreicht ist.

● Verbrennung

Allgemeine Maßnahmen
Brennenden auf dem Boden wälzen, Brand mit Decke bekämpfen, mit Wasser oder Feuerlöscher angehen. (Löschstrahl nicht ins Gesicht richten!)

Örtliche Maßnahmen
Bei Verbrennungen an Arm oder Bein wird die Gliedmaße in kaltes Wasser (auch Seewasser) gehalten, und zwar so lange, bis nach zehn bis 15 Minuten Schmerzlinderung eintritt. Bei Schäden am Stamm den ganzen Körper mit Wasser überschütten.
Nach der Kaltwasserbehandlung sind die Brandwunden mit Brandwundverbandspäckchen mit Metallineauflage zu bedecken (zur Not auch saubere Tücher).
Verboten ist die Anwendung von Salben, Puder, Ölen oder alter Brandwundenverbandspäckchen mit Puderauflage.

Für Verbrennungsverletzte gelten die gleichen Grundregeln wie für Schwerverletzte: schmerzfreie Lagerung, zudecken, damit die Normaltemperatur des Verletzten aufrechterhalten bleibt. Sowohl Unterkühlung als auch Überwärmung sind unbedingt zu vermeiden, da sie zu Nebenreaktionen am Kreislauf führen (Verwendung der Sirius-Rettungsdecke).

Maßnahmen zur Schockvorbeugung
Geht eine Verbrennung beim Erwachsenen über 15 % der Körperoberfläche hinaus (bei Säuglingen und Kleinkindern über 10 %), muß mit einem Schock gerechnet werden. (Die Berechnung der verbrannten Körperoberfläche läßt sich grob abschätzen nach der Handinnenfläche des Verletzten, die etwa 1 % der Körperoberfläche entspricht.)
Der bewußtseinsklare Verletzte ohne Übelkeit oder Erbrechen muß reichlich Flüssigkeit in kleinen Schlucken zu sich nehmen:
Liquisorb S, 2 Beutel auf 1 l Wasser, oder 1 gestrichener Teelöffel Kochsalz auf 1 l Wasser. In der ersten Stunde nach der Verbrennung sollen $^1/_2$ bis 1 l dieser Flüssigkeit vom Verletzten aufgenommen wer-

den. Bei Auftreten von Übelkeit muß mit der Zufuhr allerdings abgebrochen werden.

Schmerzlindernde Maßnahmen
Bei mäßigen Schmerzen: 20 Tropfen Novalgin.
Bei starken Schmerzen: 20 bis 30 Tropfen Valoron N.
Zusätzlich kann 1 Tablette Valium 5 mg gegeben werden.

Eine intramuskuläre Injektion eines Schmerzmittels kommt wegen des eingetretenen oder drohenden Schocks nicht in Frage. (Der Schock verhindert die Aufnahme des intramuskulär gespritzten Medikaments in die Blutbahn.)

Dringlichkeit
Zur Beurteilung der Dringlichkeit einer Behandlung ist die Kenntnis der drei Verbrennungsgrade notwendig:

Verbrennung 1. Grades	= schmerzhafte Hautrötung
Verbrennung 2. Grades	= schmerzhafte Hautrötung und Blasenbildung
Verbrennung 3. Grades	= tiefgehende Verkohlung und Blasenbildung

Verbrennungen 1. und 2. Grades können ambulant behandelt werden.
Verbrennungen 3. Grades müssen immer ärztlich behandelt werden.

● Vergiftung

1. Vergiftung durch Medikamente, Nahrungsmittel, Alkohol

Bei einer Vergiftung mit Tabletten, verdorbenen Nahrungsmitteln und durch übermäßigen Alkoholgenuß muß versucht werden, so schnell wie möglich das Gift aus dem Körper zu entfernen, am besten durch Erbrechen.

Behandlung: Salzwassermethode
Insgesamt 1 l warmes Salzwasser (ein bis zwei Eßlöffel Kochsalz auf 1 l) schnell trinken lassen. Dann reizt man mit dem Finger die Rachenhinterwand, bis Erbrechen eintritt. Es muß so lange Salzwasser getrunken werden, bis klare Flüssigkeit erbrochen wird.

Merke:
Keine Giftentfernung durch Erbrechen bei:
- Bewußtlosen
- Verätzungen durch Laugen und Säuren; Behandlung hier mit Eimilch (mehrere rohe Eier werden in Milch eingerührt und getrunken)
- Detergentien (Wasch- und Spülmittel); Behandlung hier mit Paractol-Tabletten: 10 Tabletten gut zerkauen und schlucken
- Vergifteten, bei denen die Vergiftung schon länger als drei Stunden zurückliegt.

Nach dem Erbrechen werden 20 Kohle-Compretten in Wasser aufgelöst und dem Vergifteten zu trinken gegeben.

2. Vergiftung durch Gase

Bei Arbeiten im Motorraum oder längerem Aufenthalt in einer ofengeheizten Kajüte kann es zu Kohlenoxid-Vergiftungen kommen. Auch Propan- und Butangas können zu Vergiftungen führen.

Symptome
Im Anfangsstadium Stirnkopfschmerz und Schläfenkopfschmerz, Herzklopfen, Übelkeit, Schwindel, Erbrechen, Ohrensausen, Flimmern vor den Augen, Rausch- und Erregungszustände.

Im Lähmungsstadium:
hellrote Lippen und Gesichtsfarbe, schneller Puls, wechselnde Pupillenweite, Atemstörung bis Atemlähmung.

Behandlung
- Herausbringen an frische Luft
- Stabile Seitenlagerung
- Wiederbelebung nach der ABC-Regel (siehe Seite 31)

Dringlichkeit
Auf schnellstem Wege ärztliche Behandlung anstreben!

Untersuchungs- und Behandlungstechnik

● Untersuchungsschema

Zum Erkennen von Krankheiten sowie von Art und Umfang von Verletzungen ist es notwendig, den Kranken gezielt zu befragen, zu beobachten und zu untersuchen.

Das folgende Schema soll hierfür einen Anhalt geben. Bei funkärztlicher Beratung muß es vorher herangezogen werden, um auf die gezielten Fragen des Funkarztes die richtigen Antworten geben zu können.

Frage nach Beobachtung von	**Symptome**	**Hinweis auf**
Appetit	Appetitlosigkeit, Unverträglichkeit von Speisen	Magen-Darm-Erkrankung, Gelbsucht, Fieber, Gallenerkrankung, Darminfektion
Durst	vermehrt	fieberhafte Erkrankung, Hitzefolge, Durchfall, Zuckerkrankheit
Wasserlassen	Schmerzen	Blasenentzündung, Steinkolik der Harnwege
	blutiger Urin mit Schmerzen	Blasenentzündung, Harnleiterkolik
	blutiger Urin ohne Schmerzen	Blasenblutung, Nierenblutung
	bierbrauner Urin	Gallenkolik (mit Schmerzen), Gelbsucht
Stuhlgang	flüssig, weich stinkend, häufig	Durchfallerkrankung, Typhus, Paratyphus, Lebensmittelvergiftung
	stinkend mit Fieber und Blähungen	Bauchspeicheldrüsenentzündung
	kein Stuhl- und kein Windabgang, aufgeblähter Leib	Darmverschluß
	Blut- und Schleimbeimischungen, häufig	Ruhr
	Blutauflagerung, bei eventuellem schmerzhaftem Stuhlgang	Haemorrhoidenblutung
Übelkeit – Erbrechen	Auftreten bei Fahrbewegungen auf Schiffen	Seekrankheit
	Auftreten bei Minderdurchblutung des Gehirns	Schock und Kollaps
	Auftreten nach Schädelunfall	Gehirnerschütterung, Schädel-Hirn-Verletzung
	Auftreten bei allen Baucherkrankungen	s. unter Bauchschmerzen (Seite 73)
	Auftreten nach Genuß verdorbener Nahrungsmittel	Lebensmittelvergiftung
	mit Blut (schwarz verfärbt)	Magenblutung und bei Blutungen im Nasen-, Mund- und Rachenraum

Frage nach Beobachtung von	Symptome	Hinweis auf
Übelkeit – Erbrechen	bei Kindern	Erbrechen (azetonämisch)
Körpertemperatur	erhöht mit Hitzegefühl, Schüttelfrost	Infektionskrankheit, bakterielle Erkrankung
	erniedrigt	Unterkühlung
Schmerzen	allgemeine Gliederschmerzen	Grippe, Virusinfekt
	lokale Schmerzen	Erkrankung des betroffenen Organs oder der Körperzone
Schmerzen in Brust- und/oder Bauchraum	mit Druckschmerz und Abwehrspannung	Magendurchbruch, Gallenblasenentzündung, Bauchspeicheldrüsenentzündung
	mit Atemnot (eventuell mit Fieber)	Herzinfarkt, Lungenentzündung
	mit Fieber	Gallenblasenentzündung, Bauchspeicheldrüsenentzündung, Lungenentzündung, Nierenbeckenentzündung
Atmung	normal 16–20 Atemzüge pro Minute bei Erwachsenen (20-40 bei Kindern)	
	beschleunigt	Fieber, Schock, Herzerkrankung, Lungenentzündung
	verlangsamt	Ansteigen des Hirndrucks bei Schädel-Hirn-Verletzung
Bewußtsein	benommen, schläfrig	fieberhafte Erkrankungen, Gehirnerschütterung und Schädel-Hirn-Verletzung
	bewußtlos	schwere Komplikation einer Schädel-Hirn-Verletzung, Schlaganfall, Stoffwechselstörung (Lebererkrankung, Zuckererkrankung, Unterzuckerung), Atemlähmung – Verlegung der Atemwege

Frage nach Beobachtung von	Symptome	Hinweis auf
Pupillen	verengen sich auf Lichteinfall	normal
	einseitig weit (welche Seite?)	Hirnquetschung oder Hirnblutung
	maximal weit beiderseits, bei Lichteinfall keine Änderung	eingetretener Tod
	sehr eng	Vergiftung mit Rauschgift Nikotin, Alkohol, Gasvergiftung
Lippen	rot	normal
	kirschrot	Kohlenoxidvergiftung
	blau	Atemstörung, Sauerstoffmangel
	blaß	Schock, Kollaps
Zunge	feucht	normal
	trocken	fieberhafte Erkrankung, Magen-Darm-Erkrankung
	belegt (unzuverlässiger Hinweis)	Magen-Darm-Erkrankung
Rachen	gerötet	Rachenentzündung
	geschwollene Mandeln mit Rötung, eventuell weißlich belegt	Mandelentzündung
Bauchschmerzen	s. unter Bauchschmerzen (Seite 73)	

● Unfall-Unterscheidungsschema

Bei einem Unfall treten durch die Gewalteinwirkung auf den Körperstamm oder die Gliedmaßen je nach dem Unfallablauf verschiedenartige Verletzungen auf. Die Unterscheidung ist für die Behandlung wichtig. Die wesentlichsten Verletzungsarten sind:

Prellung
Bei einer Prellung wird der Körper durch einen Schlag getroffen. Es entsteht als Folge ein Bluterguß in die Haut, Muskulatur, eventuell auch in die Hohlräume von Gelenken.
Dadurch kommt es zu Schmerz und Schwellung. Die Gliedmaßen können unter Umständen nicht mehr bewegt werden. Die Gelenke und Knochen selbst sind nicht verletzt.

Verstauchung oder Zerrung
Die Gewalteinwirkung führt zu Zerrungen der Haltebänder eines Gelenkes. In schweren Fällen sind sie auch zerrissen. Es kommt im Gelenkbereich zum Bluterguß und zur Schwellung. Die Knochen sind nicht gebrochen, sie stehen in anatomisch richtiger Lage zueinander.

Verrenkung
Eine Verrenkung liegt vor, wenn das Gelenk ausgekugelt ist: Ein Knochenteil ist aus dem Gelenk herausgetreten. Man wird da, wo ein Knochen sein sollte, eine Lücke tasten. Die Gelenkkaspel ist dabei zerrissen. Es kommt zu Bluterguß und Schwellungen im Gelenkbereich. Daher wird eine Einrenkung mit Ausbreitung des Blutergusses immer schwieriger.

Knochenbruch
Die Gewalteinwirkung führt zum Bruch des Knochens. Wenn keine Verbindung des gebrochenen Knochens nach außen durch die Haut besteht, so handelt es sich um den für den Heilungsverlauf wesentlich günstigeren geschlossenen Bruch.
Die einzelnen Verletzungen lassen sich nach folgendem Schema unterscheiden:

	Prellung	Verstauchung	Verrenkung	Knochenbruch
Formveränderung	–	–	ja	ja
Schmerz	ja	ja	ja	ja
Schwellung	ja	ja	ja	ja
Gebrauchsunfähigkeit	–	ja	ja	ja
abnorme Beweglichkeit	–	–	–	ja
Knochenknirschen	–	–	–	ja

● Wundversorgung

Unter Wunden versteht man Verletzungen der Haut und der darunter liegenden Gewebe, z. B. der Muskulatur, der Gefäße usw. Die Aufgabe des Helfers bei der Ersten Hilfe besteht lediglich darin, die Wunde steril abzudecken. Dies genügt auch an Bord, wenn innerhalb kurzer Zeit (acht Stunden) ein Arzt die entgültige Wundversorgung vornehmen kann.
Alle großen und in die Tiefe gehenden Wunden sowie Wunden mit Knochenbruch müssen unbedingt einer baldigen ärztlichen Behandlung zugeführt werden (Törn abbrechen).
Benötigt man voraussichtlich mehr Zeit zum Anlaufen eines Hafens oder steht die ärztliche Versorgung für einige Tage in Frage (z. B. Atlantiktörn), so müssen Maßnahmen getroffen werden, die auch später noch eine ärztliche Wundversorgung ermöglichen oder den besten Heileffekt ohne ärztliche Versorgung garantieren.
Jede Wunde muß so steril wie möglich behandelt werden. Unter Sterilität versteht man die weitgehende Freihaltung der Wunden von Bakterien. Die Sterilität ist für den Heilerfolg und die Vermeidung einer Entzündung der Wunde von entscheidender Bedeutung. Wunden dürfen nie mit bloßen Fingern berührt oder betastet werden, auch soll man nicht über Wunden gebeugt sprechen (Tröpfcheninfektion).

Nicht verschmutzte Wunden

z. B. glatte, kleine Schnittwunden, sollen möglichst in Ruhe gelassen und steril verbunden werden.

Große oder verschmutzte Wunden

werden versorgt.

Technik der Wundversorgung

1. Bereitstellen der zur Wundversorgung nötigen Geräte
- sterile Handschuhe
- sterile Pinzette
- Betaisodona-Lösung
- Verbandsmaterial, Binden
- Schienenmaterial bzw. Schienenersatzmaterial (falls notwendig)

2. Anziehen der Handschuhe

Der erste Handschuh wird mit der bloßen Hand am Handgelenk angefaßt und angezogen. Die behandschuhte Hand nimmt nun den zweiten sterilen Handschuh und zieht ihn über die noch freie Hand.

3. Sterile Gazetupfer

Tupfer mit steriler Pinzette (Öffnen der Verpackungen durch zweiten Helfer) in Betaisodona-Lösung tauchen. Mit mehreren nassen Tupfern die Wunde selbst zuerst, dann die Wundumgebung von grobem Schmutz reinigen.

4. Verbinden der Wunde

Die geöffneten Verbandspäckchen werden auf die gesäuberte Wunde gelegt und umgebunden.

5. Größere Wunden

müssen ruhiggestellt werden (siehe Seite 54).

● Verbände

Wunden sind mit genügend großem Verbandspäckchen zu bedecken. Zu große Wunden werden mit sterilem Gazetupfer abgedeckt und mit *einfachen Mullbinden* umwickelt.
Zur Stützung von Gelenken, aber auch zum Anlegen von Druckverbänden sind *elastische Binden* zu verwenden.
Das Anlegen eines Verbandes sollte während eines Erste-Hilfe-Kurses geübt worden sein. Zur Wiederholung seien nur wenige Grundzüge schematisch dargestellt:
- Kopfverband mittels Dreiecktuch (Abb. 21)
- Stirnverband mittels Dreiecktuch (Abb. 21)
- Anlegen eines Notverbandes für Kinnverletzung (Abb. 22)
- Notverband für einen verletzten Unterarm (Abb. 23)
- Verband für Fingerverletzung (Abb. 24)
- Verband für Gelenkverletzung (Abb. 25)

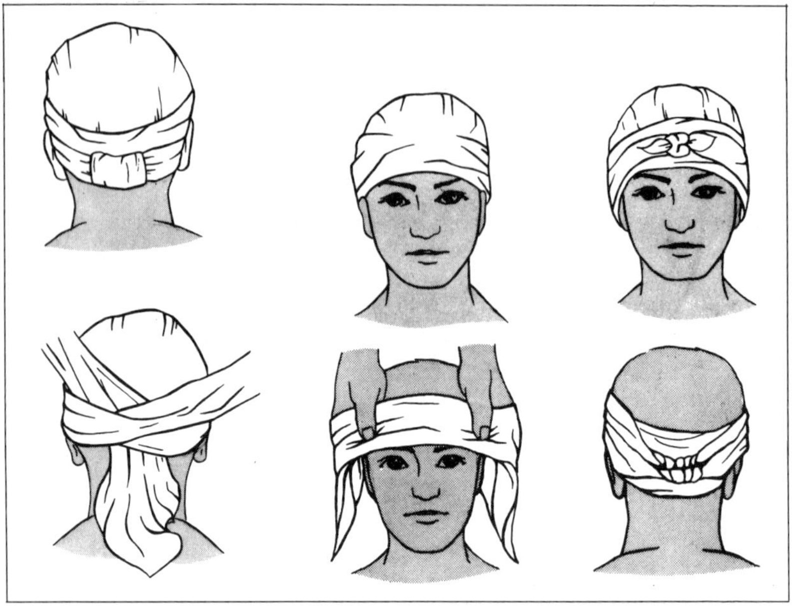

Abb. 21 Anlegen eines Kopfverbandes (links) und eines Stirnverbandes (rechts unten) mit dem Dreiecktuch

Abb. 22 Anlegen einer Kinnschleuder zur Ruhigstellung von Unterkieferbrüchen

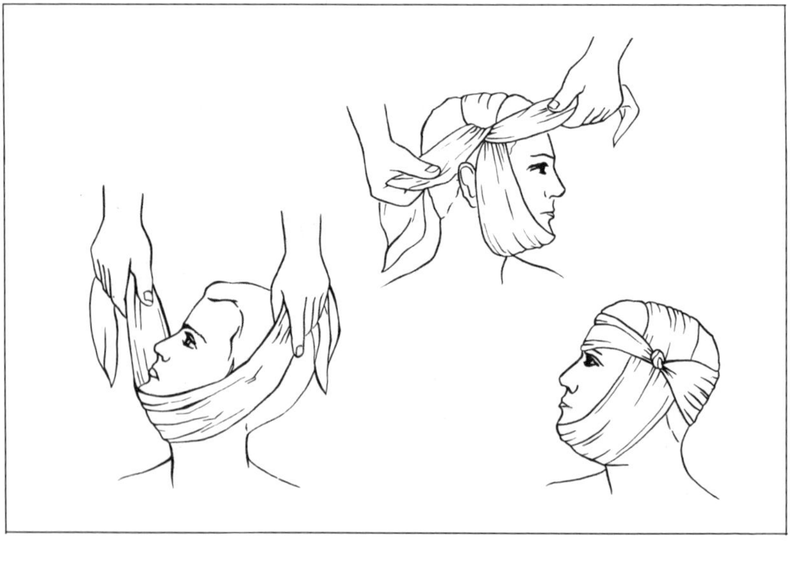

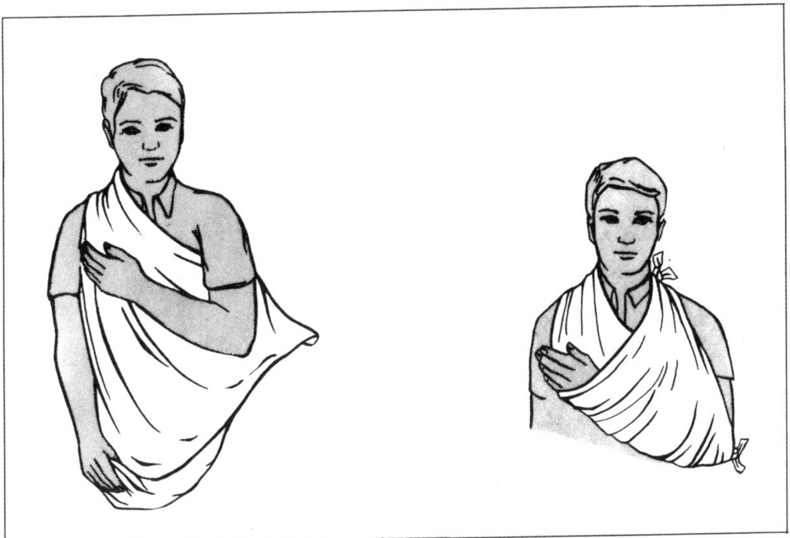

Abb. 23 Notverband für einen verletzten Unterarm mit Hilfe eines Dreiecktuches. Beachte: Bei dieser Art der Ruhigstellung muß die Hand bis in Herzhöhe angehoben werden, um ein Anschwellen der Hand zu vermeiden

Abb. 24 Anlegen eines Fingerverbandes unter Freilassung der Fingerspitze (oben), Anlegen eines Fingerverbandes, wobei die Fingerspitze mit eingeschlossen ist (unten)

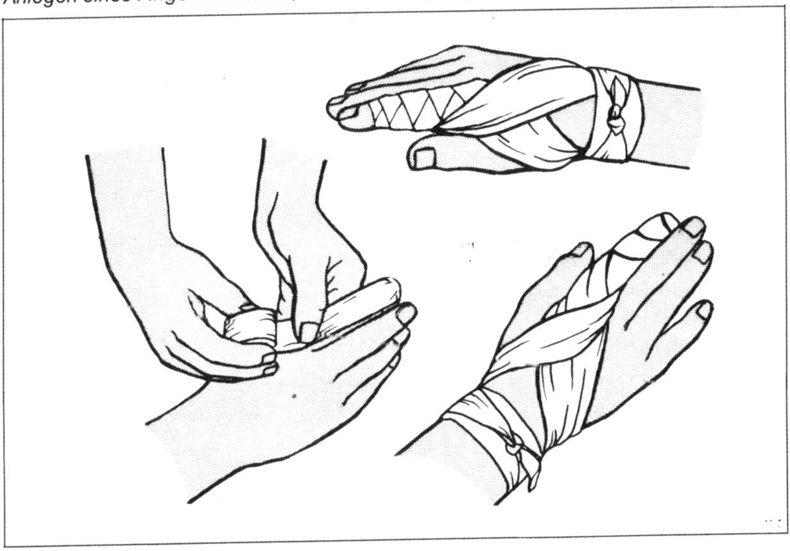

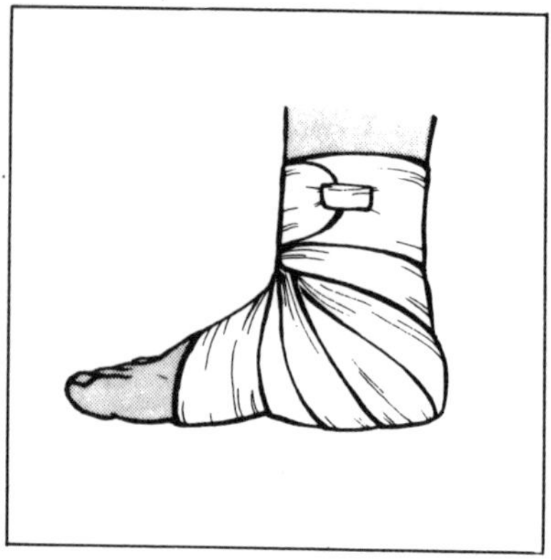

Abb. 25 Anwickeln von Verbänden über Gelenken

● Ruhigstellung und Schienung

1. Alle Knochenbrüche

müssen zur Vermeidung weiterer Schäden, Schmerzen, Vertiefung des Schocks,

2. alle größeren Wunden

zur Vermeidung einer Entzündung und zur Erzielung eines guten Heilerfolges

durch Schienung ruhiggestellt

werden.

Da auf einer Yacht nur in den seltensten Fällen vorgefertigte Schienen vorhanden sind, muß man improvisieren und mit den vorhandenen Möglichkeiten eine Schienung erreichen.

Drei Grundsätze der Schienung

1. Die Verletzung an einem Glied muß immer so geschient

werden, daß die beiden benachbarten Gelenke nicht bewegt werden können (z. B. Unterarmbruch in Ellbogen und Handgelenk, Finger frei!).

2. Alle Schienen und das Schienenersatzmaterial müssen sehr gut gepolstert sein,

um Blutzirkulationsstörungen sowie Druck auf Nerven durch das harte Schienenmaterial zu vermeiden. Das Anwickeln der Schiene an den Körper sollte deshalb auch nur mit breiten Tüchern oder Binden erfolgen. Ungeeignet sind auch hier Zeisinge, Enden usw.

3. Durchblutungskontrolle

Sollte nach Anlegen einer Schiene ein von den geschienten Gliedmaßen peripherer Körperteil (z. B. Finger, Zehen) *blau, kalt, gefühllos* werden, so ist der Verband *zu lockern* bzw. neu lockerer zu wickeln. Es handelt sich dann um eine Blutzirkulationsstörung, die wahrscheinlich durch eine nachträgliche Schwellung des verletzten Körperteiles entstanden ist.

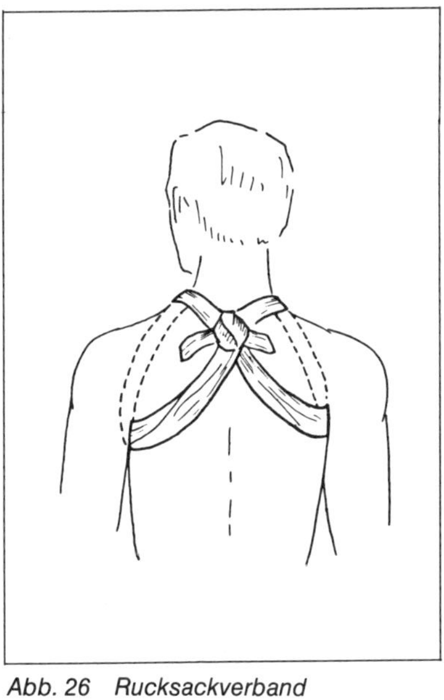

Abb. 26 Rucksackverband

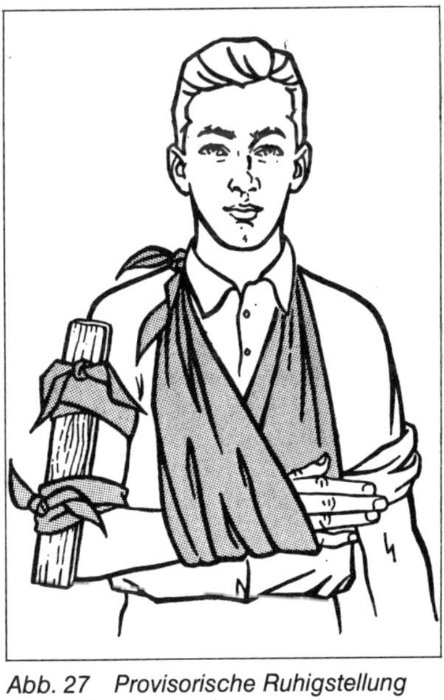

Abb. 27 Provisorische Ruhigstellung eines Oberarmbruches

Technik und Arten der Ruhigstellung

Unterkieferverletzung

Die Unterkieferverletzung wird durch eine Kinnschleuder ruhiggestellt (Abb. 22).

Schlüsselbeinbruch

Ein Schlüsselbeinbruch wird durch Anlegen eines Rucksackverbandes ruhiggestellt (Abb. 26); es eignen sich dafür zwei, drei aneinandergeknüpfte Handtücher. Dieser Verband muß am Rücken fest angezogen und nach zwölf Stunden nachgezogen werden.

Oberarmverletzung

Die Schienung erfolgt durch zwei Dreieckstücher mit beigelegter und angewickelter Schiene am Oberarm (Abb. 27).
Der Arm soll dabei am Brustkorb fixiert sein, mit den Fingern ca. 10 cm oberhalb der Ellbogenspitze.

Verletzungen im Bereich des Ellbogens, Unterarms und Handgelenks

Bei Verletzungen im *Ellbogenbereich* wird der Arm in der jeweiligen Stellung des Ellbogengelenkes bei der Verletzung mit zwei Schienen versorgt.

Eine Schiene reicht von der Schulter bis zum Ellbogengelenk, die andere vom Ellbogengelenk bis zu den Fingergrundgelenken. Dabei ist zwischen Schiene und Gliedmaße soviel Polsterung (z. B. Strümpfe, Handtücher, fest zusammengedrücktes, zerknülltes Papier) zu bringen, daß der Arm und die Hand in möglichst bequemer Stellung liegen. Verletzungen im Bereich des *Unterarms* bis zum Handgelenk müssen auf die gleiche Art wie jene im Bereich des Ellbogengelenks geschient werden. *Handgelenks-* und *Handverletzungen* brauchen nur eine Schienung vom Ellbogengelenk bis zu den Fingergrundgelenken. Zur improvisierten Schienung eignen sich hier unter anderem Zeitungen, Zeitschriften, Pappdeckel usw. (Abb. 28).

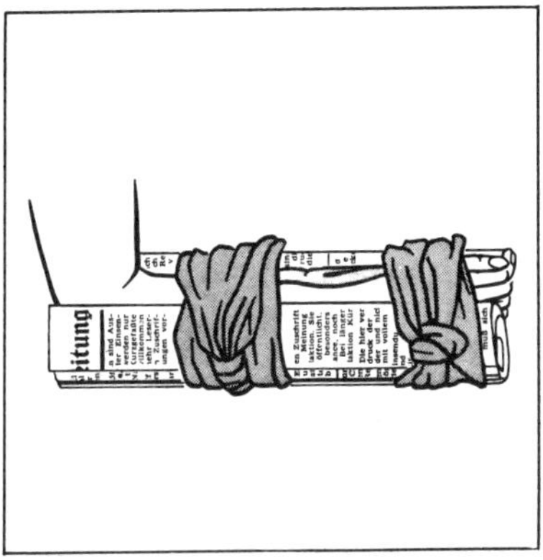

Abb. 28 Behelfsschienung eines Unterarm- oder Handbruches

Verletzungen im Bereich der Finger

Hierbei muß der verletzte Finger in halber Beugestellung geschient werden, am besten durch einen der Hand angeformten gepolsterten Draht. Sind mehrere Finger oder die Mittelhand betroffen, so eignet sich gut ein Faustverband. Dabei wird in die Hohlhand ein Stoffballen, Papierballen usw. gelegt, so daß eine halbgeschlossene Hohlhand entsteht. In dieser Stellung wird die Hand mit Bindetouren an den Ballen fixiert (Abb. 29).

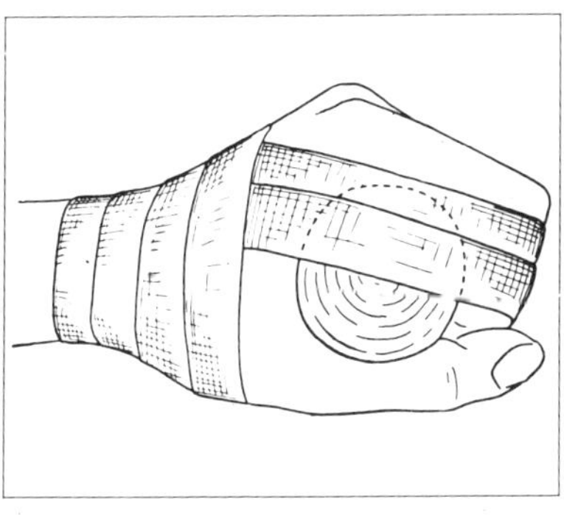

Abb. 29 Faustverband bei Verletzungen der Hand

Wirbelverletzung

Bei Verdacht auf Wirbelverletzung (starke Schmerzen im Bereich der Wirbelsäule) verhält man sich so, als sei bereits ein Bruch eingetreten. Nicht immer muß, aber es kann das Rückenmark verletzt sein. Ist das Rückenmark verletzt, treten Lähmungen und Gefühlsverlust unterhalb der Rückenmarksverletzung auf.

Vorsicht:

Durch unsachgemäße Lagerung und Ruhigstellung kann bei einem Wirbelbruch, der erst ohne Rückenmarkbeteiligung war, Lähmung und Gefühlsverlust, ein Querschnittssyndrom, hervorgerufen werden.

Daher:
- Der *Wirbelverletzte* darf zum Transport *nie aufgerichtet oder abgebogen* werden.
- Er muß flach gelagert werden.
- Der Kopf muß vor dem Herunterrollen geschützt werden.
- Der Transport ist nur auf harter Unterlage durch Unterschieben von Brettern möglich; der Verletzte muß festgebunden werden, z. B. mit Handtüchern oder aus Segelsäcken geschnittenen Streifen.
- Kein Kissen unter den Kopf legen (Abb. 30).

Rippenbruch

Bei starken Schmerzen Anlegen von Heftpflasterzügen, die dachziegelartig in Ausatemstellung angelegt werden (Abb. 31). Hustet der

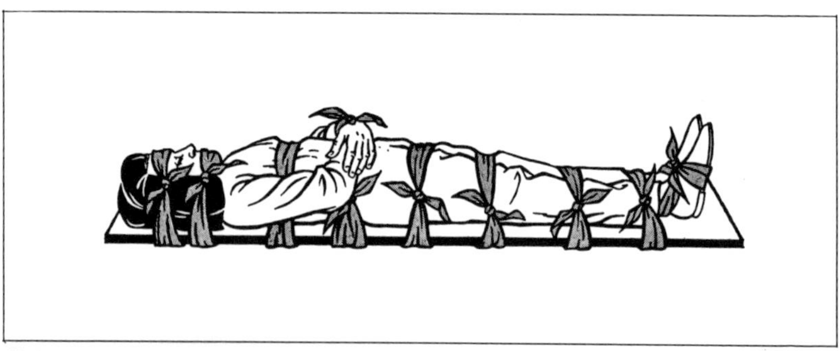

Abb. 30 Transport bei Halswirbelsäulenverletzung

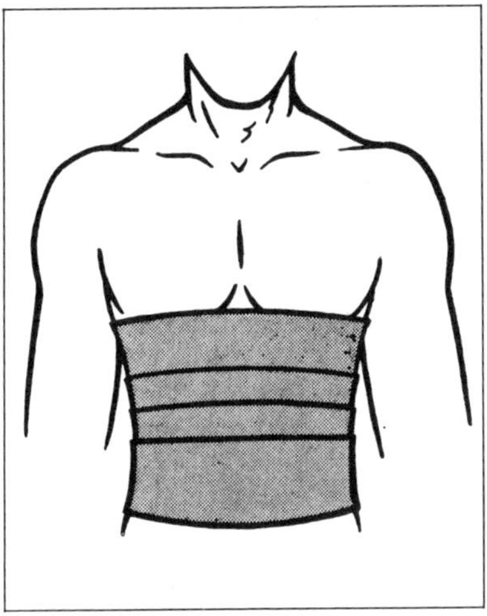

Abb. 31 Heftpflasterverband (Zingulum) bei Rippenbrüchen

Verletzte Blut, so ist kein Verband anzulegen (Anspießung der Lunge durch ein gebrochenes Rippenstück).

Oberschenkelverletzungen

Die Schiene muß das ganze Bein am Rumpf fixieren. Sie wird am Rumpf und am verletzten Bein festgelascht (Abb. 32).
Die Schiene wird mit einer Reihe von Handtüchern oder aus Segelsäkken geschnittenen breiten Streifen am Körper befestigt.

Unterschenkelverletzungen

Sie werden durch Schienung des gesamten Beines von der Ferse bis zum Hüftgelenk ruhiggestellt.
Zweckmäßigerweise nimmt man zwei Hölzer, verbindet sie an beiden Enden durch ein Querholz starr miteinander und umwickelt dann die beiden Hölzer mit einem Ende. Nach guter Auspolsterung durch Schiene – Unterlegen einer Decke in Höhe der Kniewölbung – wird das verletzte Glied *unter Zug* an der Ferse angehoben und auf die Schiene gelegt und nach Polsterung festgewickelt.

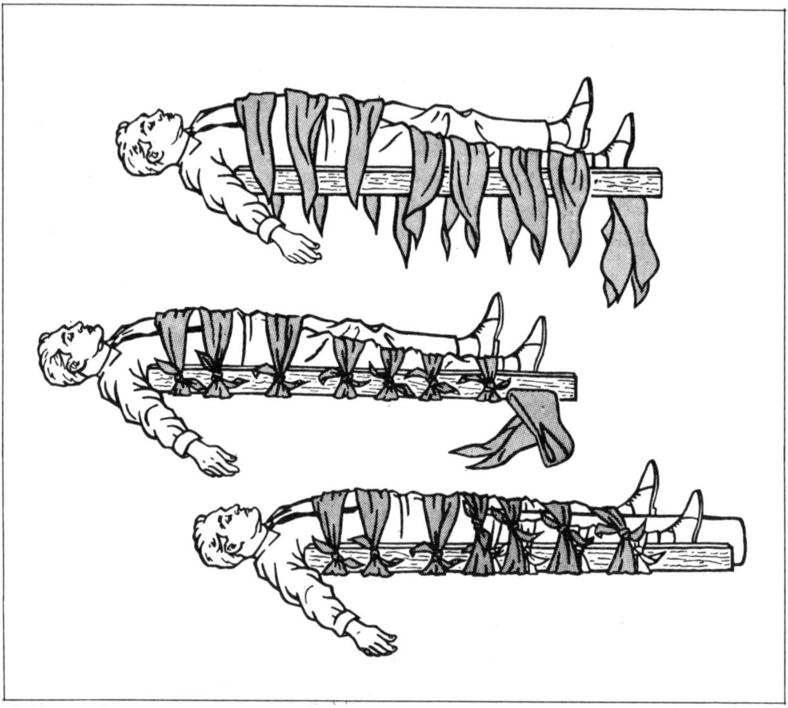

Abb. 32 Behelfsschienung eines Oberschenkel- oder Hüftgelenkbruches

Eine Behelfsschienung ist auch mit einer um das Bein gewickelten Decke oder zwei Schlafsäcken möglich, an die außen seitlich eine Latte, ein Rundholz oder dergleichen angelegt und angewickelt wird.

Knöchelverletzungen

Eine Schienung ist nicht notwendig. Die Ruhigstellung erfolgt durch Hochlegen des Beines und Bettruhe. Der Schuh soll ausgezogen werden, da eine starke Schwellung des Knöchels auftreten wird, die eventuell die Blutzirkulation stören würde. Ist keine äußere Verletzung vorhanden, so kann durch kühlende Umschläge mit Salzwasser Linderung verschafft werden.

Vorfuß- und Zehenverletzungen

Sie bedürfen keiner Schienung. Es genügt, das verletzte Bein hochzulagern, Kissen usw. unterzulegen und das Bein gegen seitliches Verrutschen zu fixieren.

● Verabreichung von Spritzen und Medikamenten

Medikamente verordnen, geben und spritzen darf nur ein approbierter Arzt. Wenn durch eine *besondere* Notlage eine ärztliche Versorgung nicht in Kürze erreicht werden kann, ist es dem Laien erlaubt, zur Abwendung von Lebensgefahr oder schwerwiegenden Folgen Medika-

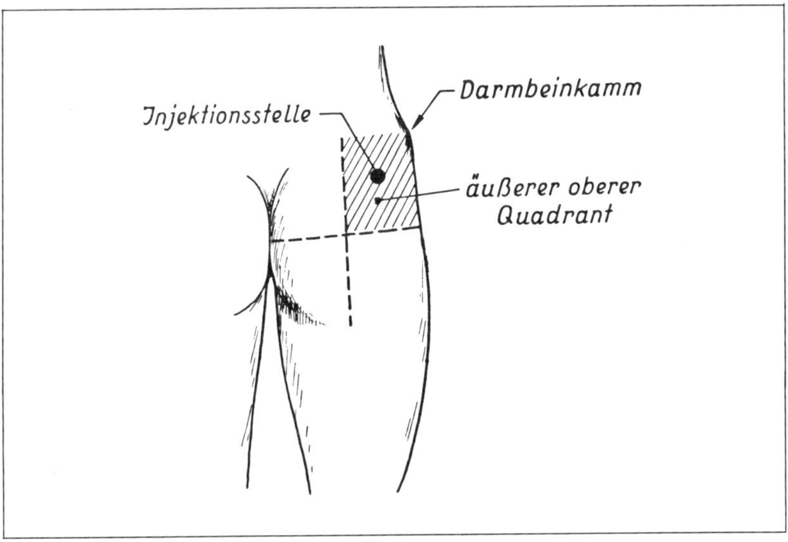

Abb. 33 Punkt zum Einstich der Nadel bei intramuskulären Spritzen

mente und Spritzen zu geben. Grundsätzlich sollte man immer zuerst Tabletten oder Tropfen versuchen und nur unter besonderen Umständen zur Spritze greifen.
Dies wird notwendig, wenn der Kranke bricht, bewußtlos ist, stärkste Schmerzen oder Durchfall hat, also immer dann, wenn eine Medikamentenaufnahme durch den Mund unmöglich ist.
Laien dürfen *niemals* Medikamente *in eine Vene spritzen,* sondern nur in die Gesäßmuskulatur, und zwar in den oberen, äußeren Quadranten, drei Querfinger unterhalb der Darmbeinschaufel des Gesäßes (Abb. 33).

Technik des Spritzens

1. Bereitstellen der nötigen Geräte

- Ampulle (eventuell auch zugehörige Trockenampulle)
- Ampullenfeile
- sterile Spritze
- sterile Nadel
- Betaisodona-Lösung
- sterile Tupfer

2. Spritze aus ihrer sterilen Verpackung herausnehmen und griffbereit weglegen.

3. Ampulle mit der Ampullenfeile am Hals mehrmals anritzen, den Kopf abbrechen. Zurück bleibt der untere nun offene Teil der Ampulle mit dem flüssigen Inhalt (Abb. 34).

4. Nadel aus der sterilen Verpackung entnehmen und drehend auf die Spritze aufsetzen.

5. Nadel mit der Spritze in die offene Ampulle stecken, ohne daß die Nadel irgendeinen Teil außen berührt. Durch Herausziehen des Stempels den Inhalt aufsaugen (Abb. 35). Ist die Ampulle entleert, Spritze mit der Nadelspitze senkrecht nach oben halten und den Stempel so lange in die Spritze hineindrücken, bis alle Luft entfernt ist und die aufgesogene Flüssigkeit an der Nadelspitze erscheint. Die Haltung der Hand zum Einstich veranschaulicht Abb. 36.

6. Säubern der Haut um die Einstichstelle mit aus einer sterilen Verpackung entnommenem Tupfer und Betaisodona-Lösung.

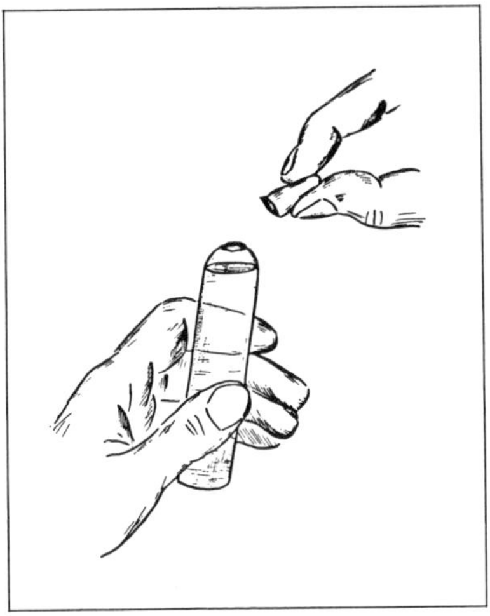

Abb. 34 Die Ampulle wird abgefeilt

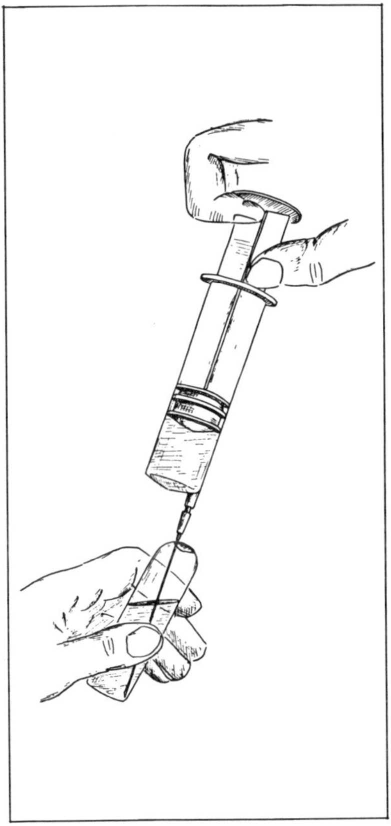

Abb. 35 Aufsaugen des Ampulleninhaltes

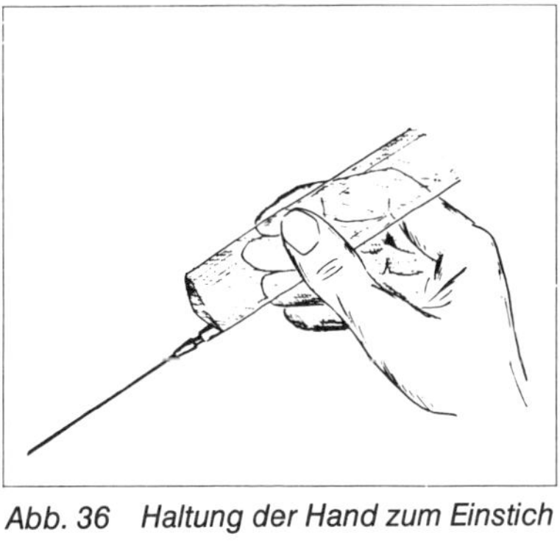

Abb. 36 Haltung der Hand zum Einstich

Manche Medikamente liegen in Pulverform vor, so Megacillin forte in der Zwei-Kammer-Spritze. Der Stempel muß zunächst zurückgezogen werden, damit sich Pulver und Flüssigkeit vermischen können. Durch Schütteln löst sich das Pulver in der Flüssigkeit. Anschließend wird die Nadel nach oben gehalten und die Luft herausgedrückt. Dann ist die Spritze injektionsfertig.

Bei Fertigspritzen wie Fortecortin-Mono-Ampulle und Valium-Spritzampulle ist das Verfahren ganz einfach. Die Schutzkappe wird abgenommen, die Spritze ist injektionsfertig.

● Katheterisierung

Die Katheterisierung sollte eigentlich einem Arzt überlassen bleiben. Männer können manchmal plötzlich nicht mehr Urin lassen. Die Niere produziert weiter Harn, die Blase läuft unter Schmerzen allmählich über. Diese Schmerzen können durch Katheterisieren und Ablassen des Urins aus der Blase schlagartig behoben werden. Bei einer *besonderen Notlage* ist deshalb die Katheterisierung zu verantworten.
Die Gefahren des Katheterismus in der Hand des Laien sind:
- mangelnde Sterilität,
- Verletzung der Harnröhre.
  Deshalb Katheterisieren erst dann, wenn zwölf bis 16 Stunden eine totale Harnsperre bestanden hat *und* starke Schmerzen vorhanden sind.

Technik der Katheterisierung

1. *Bereitstellen der nötigen Geräte*
- Tupfer, mit Süßwasser angefeuchtet
- Gummihandschuhe
- Katheter
- Kathetergleitmittel

2. *Gute Säuberung der Eichel* mit feuchtem Tupfer.
3. *Anziehen der sterilen Gummihandschuhe* nach Vorschrift (siehe Seite 51).

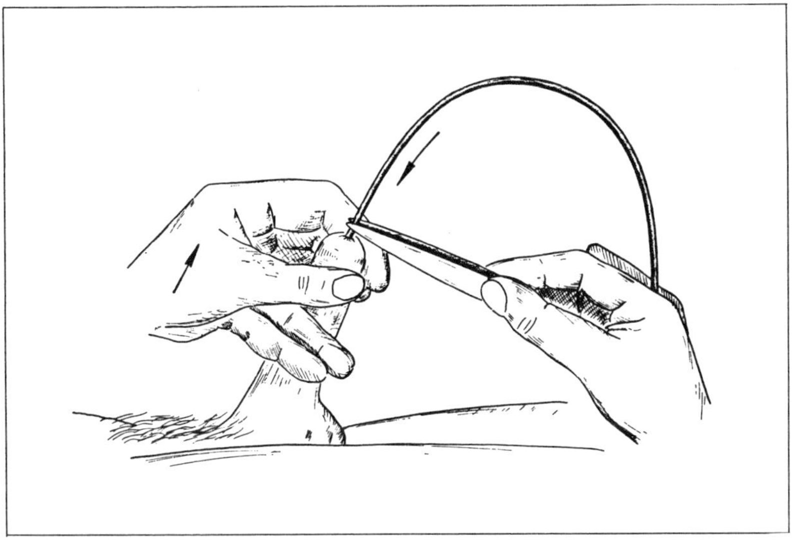

Abb. 37 Einführen des Katheters

4. *Eindrücken des Kathetergleitmittels in die Harnröhrenöffnung* durch Helfer.
5. *Öffnen des steril verpackten Einmalkatheters* durch Helfer, der den Katheter nicht berühren darf.
6. *Entnehmen des Katheters mit sterilen Gummihandschuhen.*
7. *Einführen in die Harnröhre,* bis Urin kommt (Abb. 37).

Wichtig:

Bei einer *Harnröhrenverletzung* (Blut fließt aus der Harnröhre) möglichst *keine* Katheterisierung durchführen.
Ist es bei der Katheterisierung zur Blutung aus der Harnröhre gekommen, so muß über drei Tage Klinomycin, 2 x 1 Tablette pro Tag, gegeben werden.

● Schmerzbehandlung

Für *leichtere Schmerzzustände* wie Zahnschmerzen, Kopfschmerzen, Gelenkschmerzen, Menstruationsbeschwerden, Wundschmerzen sowie leichte Nieren- und Gallenkoliken steht zur Verfügung:

Novalgin in Tropfenform

Dosierung:
Erwachsene 20 bis 40 Tropfen bis zu 4mal am Tag. Dabei keine Ermüdungserscheinungen. Alkohol darf niemals gleichzeitig genommen werden, da die Wirkung des Alkohols gesteigert wird.

Stärkere Schmerzzustände werden behandelt mit:
Valoron-N-Tropfen

Dosierung:
Erwachsene 20 Tropfen Valoron N unverdünnt bis zu 4mal am Tag. Zur schnelleren Aufnahme des Medikamentes läßt man die Tropfen möglichst lange im Mund, ehe man sie herunterschluckt. Kinder erhalten pro Jahr 1 Tropfen (also ein 10jähriger 10 Tropfen) bis zu 4mal täglich. Die Wirkung von Valoron N tritt schon nach fünf bis zehn Minuten ein und hält etwa 4 Stunden an.
Nach der Einnahme von Valoron-N-Tropfen muß der Kranke mindestens vier Stunden Ruhe einhalten und liegen (Schwindelerscheinungen).

Für stärkste Schmerzzustände steht zur Verfügung:

Fortral-Ampullen intramuskulär

Dosierung:
1 Ampulle Fortral intramuskulär, bei Kindern $^1/_2$ Ampulle. Nach fünf Stunden wiederholbar.

Nach jeder Schmerzmittelgabe (außer Novalgin) fällt das Crewmitglied als Hand aus (Gefahr des Überbordgehens bei Schwindelerscheinung). Niemals Schmerzmittel und gleichzeitig Alkohol!

● Todesfeststellung

Für die Frage, wie lange eine Wiederbelebung bei Atem- und Herzstillstand forgesetzt werden soll, ist es wichtig zu wissen, wann der Tod eingetreten ist.

Die Todeszeichen:
- Die *Pupillen* bleiben starr und maximal weit, wenn das geschlossene Auge plötzlich geöffnet wird und Licht, z. B. von einer Taschenlampe, einfällt.
- *Atem- und Herzstillstand* sind nicht vollkommen untrügliche Todeszeichen. Ein Laie wird eine weitgehend aufgehobene Atmung manchmal nicht von einem Atemstillstand unterscheiden können. Im Zweifelsfall dürfen deshalb die Wiederbelebung oder sonstige Maßnahmen erst eingestellt werden, wenn sich
- *Totenflecke* zeigen, also bläuliche Flecken des Körpers an den Stellen, an denen er auf der Unterlage aufliegt, und
- sich die *Totenstarre* einstellt. Nach ca. zwei bis drei Stunden wird der Körper eines Toten völlig starr, die Gliedmaßen können nicht mehr abgebogen werden.

4. Krankheits- und Behandlungsverzeichnis

● Allergie – Nesselsucht

Symptome: stark juckende Hautrötung oder gerötete Hautquaddeln, die nach Genuß von Fisch, Milch, Obst, manchmal Alkohol, Tonicwasser und vielen anderen Nahrungsmitteln sowie nach Einnahme von Medikamenten auftreten können.

Mutmaßliche Diagnose: Überempfindlichkeitsreaktion gegen artfremdes Eiweiß oder gegen Medikamente.

Behandlung:
- Vermeiden des Nahrungsmittels oder des Medikamentes, das die Allergie vermutlich verursacht hat
- Tavegil, 3 x 1 Tablette täglich, bis das Jucken nachläßt
- Topsym-F-Salbe auf die juckenden Hautstellen auftragen (mehrmals täglich dünn)
  Wenn diese Maßnahmen nicht zum Erfolg führen oder das Krankheitsbild bedrohlich ist:
- 10 Betnesol-WL-Tabletten in Wasser aufgelöst trinken. Diese Behandlung darf am nächsten Tag wiederholt werden.

● Asthmaanfall

Diagnose: Die Diagnose ist dem Patienten meist bekannt.

Symptome: Anfallartig auftretende Atemnot mit Behinderung der *Ausatmung*. Bedrohlicher Zustand.

Behandlung:
- Lagerung mit aufrechtem Oberkörper (Sitzlagerung, siehe Seite 29)
- Berotec-Dosier-Aerosol in den Rachen sprühen

- Fortecortin-Mono-Ampulle intramuskulär
- Bisolvon-Tabletten, 3 x 2 täglich
- Bei Fieber zusätzlich Klinomycin: 2 Tabletten sofort, dann alle 12 Stunden 1 Tablette (5 Tage lang)
- Zur Beruhigung: Valium (5 mg), 1 Tablette

● Atemstillstand und Atemnot

Atemstillstand

- Atem ist nicht mehr spürbar, Brustkorb hebt sich nicht. Normalerweise spürt ein Helfer den geringen Luftzug der Ausatmungsluft, wenn er seine Wange vor Mund und Nase des Verunglückten hält. Im Zweifelsfall jedoch nicht lange prüfen, sondern sofort mit der Atemspende beginnen.
- Blauverfärbung der Lippen und der Haut
- Erweiterte Pupillen
- Bewußtlosigkeit

Behandlung: ABC-Regel (siehe Seite 31)

● Augenerkrankungen

Fremdkörper

Er kann sitzen:

a) auf der Bindehaut (meist unter dem Oberlid und deshalb nicht sichtbar – Abb. 38)

Symptome: Fremdkörpergefühl, Tränen

Behandlung: Oberlid über ein eingelegtes Zündholz umdrehen (Abb. 39), mit einem feuchten Tupfer den Fremdkörper von der Bindehaut entfernen. Einfacher ist es, das Oberlid weit über das Unterlid zu ziehen, so daß der Fremdkörper durch die Wimpern des Unterlides abgestreift wird.

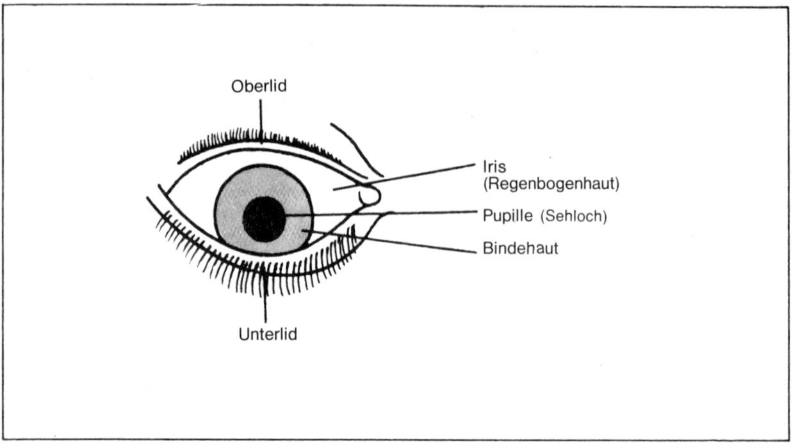

Abb. 38 Augenansicht (Hornhaut = durchsichtige, gefäßlose, über Pupille und Iris reichende Haut, die sehr schmerzempfindlich ist, auch „Fenster des Auges" genannt)

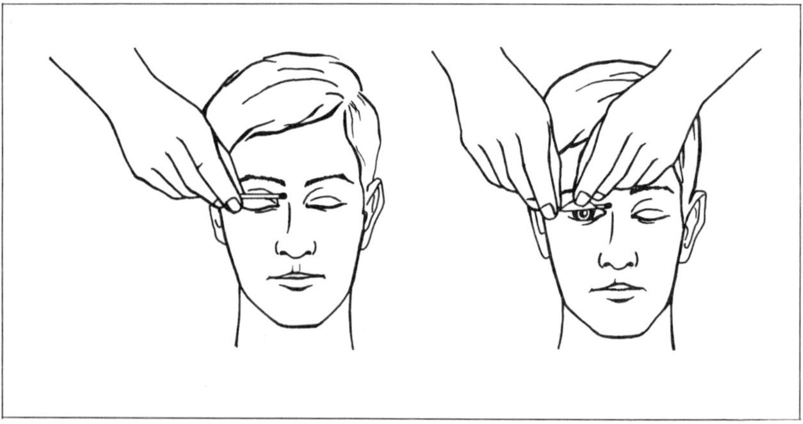

Abb. 39 Umklappen des Oberlides über ein Streichholz

Am einfachsten ist es beim Unterlid. Es wird nur abgezogen und der Fremdkörper mit feuchtem Tupfer entfernt.

b) auf der Hornhaut

Symptome: Tränen, Reiben, Fremdkörpergefühl, selten Sehstörung

Behandlung: Leukomycin-Augensalbe in das Auge einstreichen. Soweit möglich, beide Augen schließen und hinlegen. Anlegen einer Augenklappe ist problematisch, da räumliches Sehen nicht mehr vorhanden ist!

Dringlichkeit: Patient muß innerhalb von 36 Stunden in augenärztliche Behandlung gebracht werden.

Bindehautreizung

Häufig durch Wind und starke Sonneneinstrahlung, auch durch Salzwasser verursacht.

Symptome: Bindehaut gerötet, starkes Brennen, Tränenfluß, eventuell schleimige Absonderung

Behandlung:
- Eintropfen von Otriven, mindestens alle 2 Stunden 1 Tropfen
- Gute Sonnenbrille (seitlich gebogen)
- Schirmmütze
- Augen offenhalten
- Bei stärkerer schleimiger Absonderung: Leukomycin-Augentropfen, mehrmals täglich

Verblitzung (Sonnenblindheit) durch starke Sonneneinstrahlung

Symptome: Schmerzen, lichtscheu, Tränen, Sehverschlechterung

Behandlung:
- Augen möglichst geschlossen halten
- Ruhigstellung mit 1 Tablette Valium 5 mg, hinlegen!
- Leukomycin-Augensalbe dick einstreichen, alle 2 Stunden wiederholen
- 12 Stunden Behandlungsdauer bei absoluter Ruhigstellung, dann wieder einsetzbar!

Vermeidung von Verblitzen:
- Gute Sonnenbrille (seitlich gebogen)
- Schirmmütze

Verletzung der Hornhaut mit Eröffnung des Auges

Symptome: Sehverschlechterung, Pupille verzogen (unrund), oft nur geringe Schmerzen

Behandlung:
- Leukomycin-Augensalbe einstreichen
- Steriler Verband (wichtig!)
- Kein Druck auf das Auge
- Bei starken Schmerzen 20 bis 30 Tropfen Valoron N

Dringlichkeit: Große Dringlichkeit, Törn sofort abbrechen; Patient muß auf schnellstem Wege in eine *Augenklinik*

Verätzung des Auges

durch Schmieröl, Reinigungsmittel, Farbe, Petroleum, Spiritus usw.

Behandlung: Auge sofort mit reichlich Süßwasser wiederholt ausspülen (im Notfall kann zum Spülen auch Tee, Bier, Milch genommen werden).
Leichter ist es, den ganzen Kopf in eine Wasserschüssel zu stecken, Augenlider aufspreizen.
Spülung 15 Minuten durchführen.
Wegen der starken Schmerzen wird der Kopf des Verletzten am besten von einem Helfer gehalten. Der zweite Helfer spreizt die Augenlider und läßt die Spülflüssigkeit direkt aufs Auge laufen.

Gerstenkorn

Harmlose eitrige Entzündung des Lidrandes mit starker Lidschwellung, Rötung und Schmerzen, oft spontane Eiterentleerung.

Behandlung:
- Leukomycin-Augensalbe oder Leukomycin-Augentropfen (mehrmals täglich)
- Bei starken Schmerzen Novalgin-Tropfen (mehrmals 20 Tropfen)

Bindehautblutung

Wird meist nach stumpfer Verletzung, bei älteren Crewmitgliedern auch durch Pressen, Heben und Bücken hervorgerufen.

Harmlose Blutung unter das Weiße des Auges. Die Hornhaut ist klar, die Pupille rund, reagiert auf Lichteinfall (Beleuchtung mit der Taschenlampe bei geschlossenem zweiten Auge) mit Verengung. Keine Sehverschlechterung.
Behandlung nicht erforderlich, da der Bluterguß innerhalb einer Woche abgebaut wird.

● Bauchschmerzen

Zur Untersuchung bei Bauchschmerzen wird folgendes Vorgehen empfohlen (siehe auch Untersuchungsschema auf Seite 46):

- Den Erkrankten nach früheren Erkrankungen im Bauchraum befragen.
- Den Erkrankten zur Untersuchung immer auskleiden.
- Temperaturmessung im After (5 Minuten lang).
- Bauchraum mit angewärmten Händen abtasten. Der Erkrankte soll dabei seine Arme entspannt seitlich neben seinen Körper legen.
- Durch das Abtasten wird der Ort des stärksten Schmerzes gesucht und die Eindrückbarkeit der Bauchdecke geprüft.

Schmerzen in Oberbauchmitte

Siehe dazu Abb. 40

Magenschleimhautentzündung, Magengeschwür

Symptome: Schmerzen zwischen Brustbein und Nabel, eventuell krampfartig oder kolikartig (starke, krampfartige Schmerzen mit Schweißausbruch, eventuell Brechreiz, die sich periodisch verstärken). Der Bauch selbst ist weich und läßt sich nach Ablenkung des Kranken meist leicht eindrücken.

Behandlung:
- Leichte Kost, zunächst Tee, Knäckebrot oder Zwieback
- Alkoholverbot
- Paractol, bis zu 4 x täglich 2 Tabletten zerkauen
- Novalgin, 4 x täglich 25 bis 30 Tropfen

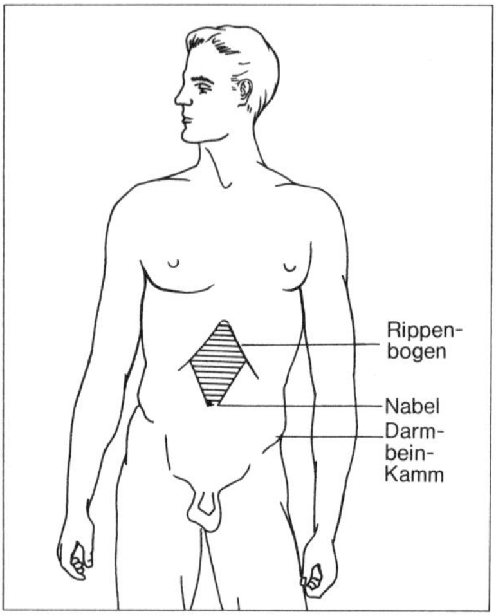

Abb. 40 Schmerz in Oberbauchmitte

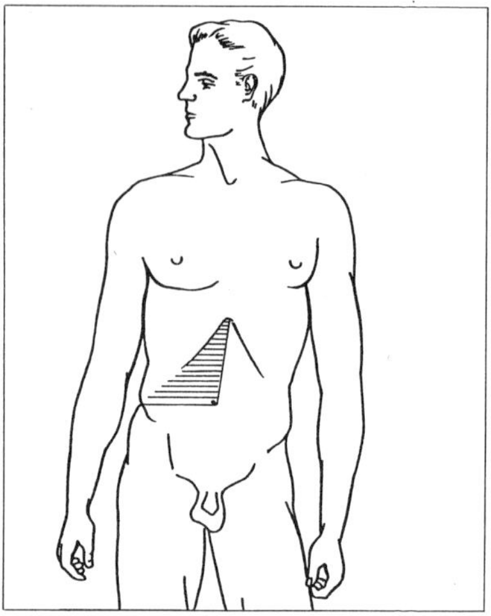

Abb. 41 Schmerz im rechten Oberbauch

Ausstrahlende Herzschmerzen (siehe Seite 95)

Magendurchbruch

Symptome:
- Plötzlich einsetzender Schmerz im Oberbauch, der oft in den rechten Unterbauch zieht
- Erbrechen
- In der Krankheitsgeschichte häufig Magengeschwür oder Zwölffingerdarmgeschwür
- Sofort bei Einsetzen der Schmerzen brettharte Bauchdecke
- Anfangs oft noch guter Allgemeinzustand, später Schockzeichen

Behandlung:
- Rückenlagerung mit Knierolle
- 1 Ampulle Fortral intramuskulär
- Absolutes Eß- und Trinkverbot

Schmerzen im rechten Oberbauch

Siehe dazu Abb. 41

Gallenerkrankung, Gallenkolik

Symptome: Dauerschmerzen oder auch kolikartige Schmerzen (starke, krampfartige Schmerzen mit Schweißausbruch, eventuell Brechreiz, die sich periodisch verstärken) mit Ausstrahlung in die rechte Schulter. Das Augenweiß kann gelblich verfärbt sein, der Urin oft dunkelbraun. Übelkeit, Brechreiz, Erbrechen meist vorhanden.

Behandlung:
- Nahrungsverbot für 24 Stunden
- Valoron N, 4 x täglich 20 bis 30 Tropfen
- Können Tropfen nicht genommen werden, wird 1 Ampulle Fortral intramuskulär gespritzt
- Bei leichten Schmerzen oder nach Überwindung der Kolik Buscopan comp., 4 x 1 bis 2 Dragees täglich
- Nach Abklingen der Kolik für die nächsten Tage Reisschleim, Tee, Knäckebrot oder Zwieback ohne Aufstrich
- Bei gleichzeitigem Fieber sofort 2 Tabletten, Klinomycin, dann alle 12 Stunden 1 Tablette (5 Tage lang)

Lebererkrankung – Gelbsucht

Symptome: Gelbverfärbung des Augenweiß, Urin dunkelbraun verfärbt. Vorausgehend oft Diätfehler wie Fett-Mahlzeit oder Pilzgenuß. Oft auftretend nach leichter Grippeerkrankung. Es kann Fieber bestehen.

Behandlung:
- 24 Stunden Nahrungsverbot, eventuell Tee
- Dann Reisschleim, Tee und Knäckebrot ohne Aufstrich oder Zwieback
- Bei Temperatur über 38° sofort 2 Tabletten Klinomycin, dann alle 12 Stunden 1 Tablette (5 Tage lang)

Dringlichkeit: Ärztliche Untersuchung anstreben

Zwölffingerdarmgeschwür oder *-entzündung*

Symptome: Druckschmerz rechts vom Nabel, oft Hungergefühl, meist mehrere Stunden anhaltende Schmerzen; typisch

Nüchternschmerz, kurzfristige Besserung nach Nahrungsaufnahme

Behandlung: Siehe Magengeschwür, Seite 73

Nierenstein – Nierenkolik

Symptome: Dauerschmerzen, die sich langsam steigern, oder plötzlich auftretende, kolikartige Schmerzen (starke, krampfartige Schmerzen mit Schweißausbruch, Brechreiz, die sich periodisch verstärken) mit Ausstrahlung in den Unterbauch und Hoden (oft von der Flanke – Rücken – ausgehend!). Eventuell Erbrechen und rötlicher (blutiger) Urin.

Behandlung:
- Valoron N, bis zu 4 x täglich 20 bis 30 Tropfen
- Können Tropfen wegen Erbrechens nicht gegeben werden oder trotz weiterbestehender starker Koliken 15 Minuten nach Gabe von Valoron-N-Tropfen: 1 Ampulle Fortral intramuskulär spritzen
- Viel Flüssigkeit (mindestens 2 l pro Tag)
- Feuchtwarme Umschläge auf den Leib und in den Rücken
- Bei Fieber sofort 2 Tabletten Klinomycin, dann alle 12 Stunden 1 Tablette (mindestens 5 Tage lang)

Schmerzen im linken Oberbauch

Siehe dazu Abb. 42

Magengeschwür:

Siehe Seite 73

Dickdarmreizung bei Durchfall oder Verstopfung

Symptome: Schmerzen können vom linken Oberbauch bis in den linken Unterbauch ziehen.

Behandlung:
- Bei Durchfall: siehe Seite 88
- Bei Verstopfung: Dulcolax, 1 Dragee abends zum Abführen (Wirkung tritt erst am nächsten Morgen ein)

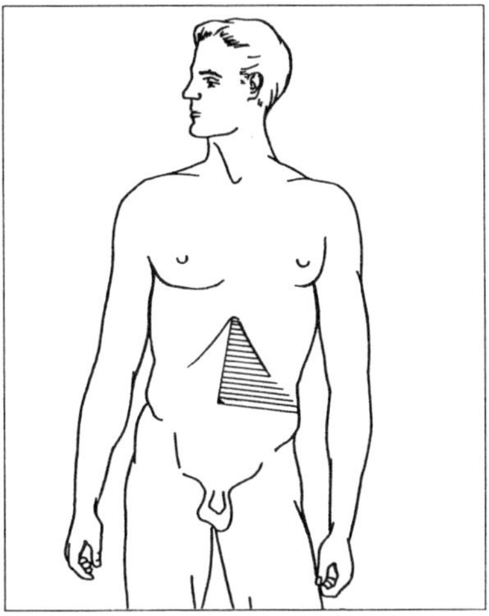

Abb. 42 Schmerz im linken Oberbauch

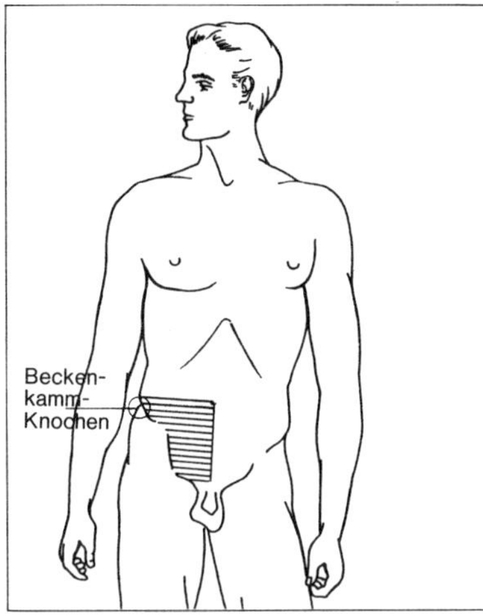

Abb. 43 Schmerz im rechten Unterbauch

Nierenkolik – Nierenstein
Siehe Seite 76

Schmerzen im rechten Unterbauch

Siehe dazu Abb. 43

Blinddarmentzündung
Hinweis: Ist der Blinddarm bereits entfernt?

Symptome: Schmerzen meist in Oberbauchmitte, später in den rechten Unterbauch ziehend. Dem Schmerz folgt in der Regel Erbrechen. Hauptschmerz in der Mitte der gedachten Linie Beckenkammknochen – Nabel. Temperatur im After und unter der Achsel messen. Temperaturunterschied von mehr als 1° spricht für Blinddarmentzündung.

Behandlung: – Kaltfeuchte Umschläge (alle 10 Minuten wechseln) auf rechten Unterbauch (keine Wärme!)
– Bei Temperatur über 38° 2 Tabletten Klinomycin, später alle 12 Stunden 1 Tablette

Dringlichkeit: Auf schnellstem Wege ärztliche Versorgung anstreben

Eierstockentzündung

Symptome: Entsteht meist nach einer Fehlgeburt. Oft Rückfall nach vorausgegangenen Schüben einer Eierstockentzündung. Fast immer beginnt der Rückfall mit der Menstruation (Periode). Klopfschmerz im rechten oder linken Unterbauch oder im gesamten Unterbauch, Abwehrspannung wie bei Blinddarmentzündung vorhanden.
Fieber, Krankheitsgefühl und Übelkeit!

Behandlung: – Bettruhe
– Klinomycin, sofort 2 Tabletten, dann alle 12 Stunden 1 Tablette
– Gegen Schmerzen 30 bis 40 Tropfen Novalgin

Eileiterschwangerschaft

Symptome: Die Menstruation (Periode) ist ausgeblieben. Plötzlich leichter bis schwerer Bauchschmerz im Unterleib. Der ganze Leib wird empfindlich. Eine leichte Blutung aus der Scheide ist charakteristisch. Manchmal zusätzlich Schulterschmerz.

Behandlung: – 20 bis 40 Tropfen Novalgin
– Bei eintretendem Schock sofort mit Schockbehandlungsmaßnahmen beginnen (siehe Seite 35)

Dringlichkeit: Auf schnellstem Wege ärztliche Behandlung anstreben

Harnleitersteinkolik

Schmerzen strahlen in die Flanke (Rücken) und in den Hoden bzw. Schamlippen aus

Behandlung: Siehe Nierenkolik, Seite 76

Eingeklemmter Leistenbruch

Symptome: Meist vorher schon bekannt. Auftreten bei schwerem Heben. Schwellung in der Leistengegend mit zunehmenden Schmerzen.

Behandlung:
- Sofort extreme Beckenhochlagerung. Kuppe des Bruchsackes mit einer Hand fassen; mit kreisenden Bewegungen unter *leichtem* Druck kommt es dann unter zunächst leisem, dann lautem „Gurren" zum Zurücksinken des Bruchinhaltes in den Bauchraum.
- Besteht die Einklemmung schon einige Stunden, darf kein Versuch der Rückverlagerung gemacht werden!
- Bei starken Schmerzen 20 bis 30 Tropfen Valoron N.

Dringlichkeit: Bei mißlungener Rückverlagerung auf schnellstem Wege ärztliche Behandlung anstreben.

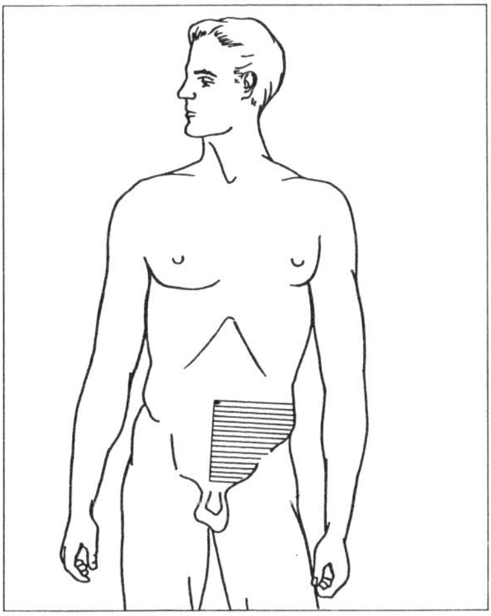

Abb. 44 Schmerz im linken Unterbauch

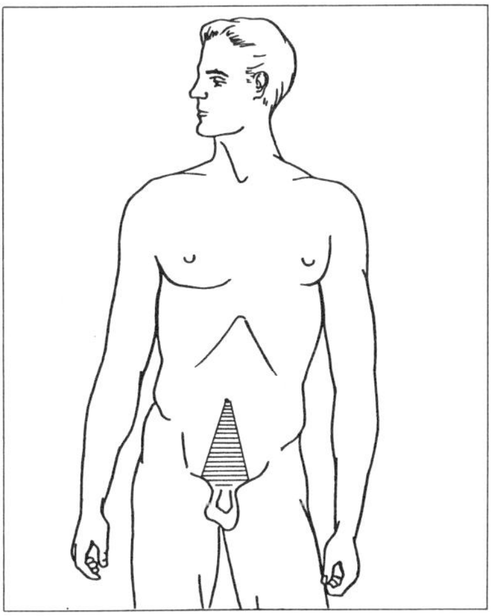

Abb. 45 Schmerz in Unterbauchmitte

Schmerzen im linken Unterbauch

Siehe dazu Abb. 44

Schmerzen im linken Unterbauch können auf folgendes hinweisen:

Dickdarmreizung
(siehe Seite 76)

Eierstockentzündung
(siehe Seite 78)

Eileiter-(Bauchhöhlen-)Schwangerschaft
(siehe Seite 78)

Harnleiterstein-Kolik
(siehe Seite 78)

Eingeklemmter Leistenbruch
(siehe Seite 79)

Durchfall (Ruhr, Paratyphus, Typhus)
(siehe Seite 88)

Schmerzen in Unterbauchmitte

Siehe dazu Abb. 45
Schmerzen in Unterbauchmitte können auf eine *Blasenentzündung* hinweisen.

Symptome: Schmerzen über der Blase, verbunden mit häufigem Wasserlassen, dabei Brennen, kleine Urinmengen. Manchmal Blutbeimengung im Urin.

Behandlung: – Buscopan comp., alle 4 Stunden 1 Dragee, bis keine Schmerzen mehr bestehen.

- Klinomycin, 2 Tabletten sofort, dann alle 12 Stunden 1 Tablette (5 Tage lang)
- Wärme auf den Unterbauch
- Viel Flüssigkeit zum Durchspülen

Stärkste Schmerzen im gesamten Bauch

Siehe dazu Abb. 46

Stärkste Schmerzen im gesamten Bauch können hinweisen auf:

Magendurchbruch (siehe Seite 74)

Darmlähmung – Darmverschluß

Hinweis: Nach früheren Krankheiten der Bauchhöhle – Bauchoperation – ist später gehäuft Darmverschluß möglich.

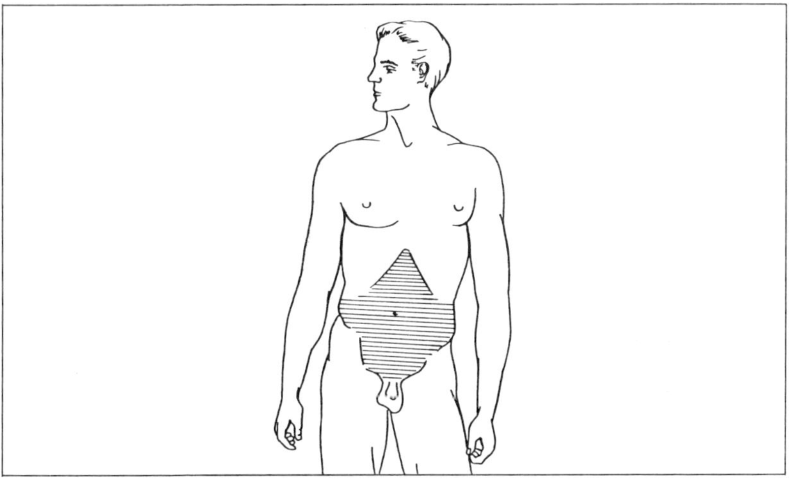

Abb. 46 Schmerz im gesamten Bauch

Symptome:
- Stuhl und Windverhaltung über 12 Stunden
- Plötzliches Einsetzen
- Erbrechen: zuerst Magenschleim (sauer), dann Galle und Speisereste (bitter), dann braune Flüssigkeit (faulig)
- Trommelbauch
- Zunge trocken, borkig, belegt
- Unter Umständen Schockzustand

Behandlung: Bis zur ärztlichen Versorgung:
- Feucht-heiße Umschläge auf den Leib
- 1 Ampulle Fortral intramuskulär
- Absolutes Eß- und Trinkverbot
- Rückenlagerung mit Knierolle (siehe Seite 28, Abb. 11)

Dringlichkeit: Höchste Dringlichkeit, höchste Lebensgefahr!

● Bauchverletzung

Unfall mit Bauchbeteiligung. Ursachen: Schlag auf den Bauchraum, Sturz aus großer Höhe.

Symptome: Schmerzen im Bauchraum, meist atemabhängig, zunehmend Abwehrspannung des gesamten Bauchraumes; Schockzeichen

Behandlung:
- Schockbehandlung ohne Flüssigkeitszufuhr
- Keine Nahrungsaufnahme
- keine Medikamente oder Injektionen
- Wenn innerhalb von 4 Stunden kein Arzt zu erreichen, 20 Tropfen Valoron N im Munde zergehen lassen (auf die Zunge tropfen lassen)

Dringlichkeit: Höchste Dringlichkeit, sofort ärztliche Versorgung!

● Bewußtlosigkeit

Der Helfer muß versuchen, den Grund für die Bewußtlosigkeit zu erfahren, um eine sinnvolle Therapie einleiten zu können.
Die Ursachen der Bewußtlosigkeit können sein:

Schädelhirnverletzung

Ein Schlag gegen den Kopf oder Sturz auf den Kopf kann eine Gehirnerschütterung oder einen Schädelbruch herbeiführen (die Unterscheidung ist für den Laien oft nicht möglich).

a) Gehirnerschütterung

Symptome: Bewußtlosigkeit, Erinnerungslücke an den Unfall, Erbrechen, Übelkeit, eventuell Schockzustand

Behandlung:
- Stabile Seitenlagerung (siehe Seite 26), bis der Bewußtlose erwacht, dann
- Flachlagerung, bei blasser Hautfarbe Kopftieflagerung
- Bettruhe (mindestens mehrere Stunden, bei längerer Bewußtlosigkeit Tage)
- Bei später sich einstellenden Kopfschmerzen 20 bis 30 Tropfen Novalgin 4 x täglich

b) Schädelbruch und schwere Hirnverletzung

Symptome: Pupillen einseitig erweitert und entrundet, eventuell Blutung aus den Ohren, Nase, Mund, erneute Bewußtlosigkeit nach vorübergehendem kürzerem oder längerem Wachsein

Behandlung:
- Stabile Seitenlagerung (siehe Seite 26)
- 1 Fortecortin-Mono-Ampulle intramuskulär
- Schockbekämpfung (siehe Seite 35)
- Blutung aus Ohren, Nase und Mund steht meist innerhalb kurzer Zeit. Bei stärkeren, anhaltenden Blutungen dafür sorgen, daß kein Blut in die Luftröhre läuft (stabile Seitenlage!, siehe Seite 26). Keine Tamponade von Nase oder Ohren, da hierdurch Infektionsgefahr

Dringlichkeit: Auf schnellstem Wege eine ärztliche Versorgung anstreben. Man hat sehr wenig Zeit, das Leben des Verletzten zu erhalten!

Bewußtlosigkeit mit Fieber

Symptome:
- Meist ist eine längere Krankheit im Bereich des Kopfes vorausgegangen, wie Kiefernhöhlen-, Stirnhöhlen- oder Ohrenentzündung
- Dabei Kopfschmerzen, die manchmal plötzlich vor der Bewußtlosigkeit einsetzen
- Steifes Genick: Der Kopf kann beim Abheben von der Unterlage mit dem Kinn nicht auf die Brust gebracht werden
- Vor der Bewußtlosigkeit meist starke Unruhe

Mutmaßliche Diagnose: Gehirnhautentzündung

Behandlung:
- Stabile Seitenlagerung (siehe Seite 26)
- Möglichste Ruhe für den Erkrankten
- Megacillin-forte-Spritzampulle alle 24 Stunden intramuskulär

Dringlichkeit: Auf schnellstem Wege ärztliche Versorgung anstreben.

Ohnmacht

Durch langes Stehen, Anblick von Blut oder Unfallsituationen kommt es zu einer Regulationsstörung in der Blutverteilung. Durch Blut- bzw. Sauerstoffmangel im Gehirn tritt Bewußtlosigkeit ein.

Symptome:
- Kurz *vor der Ohnmacht* Brechreiz, Erbrechen, Kribbeln in den Händen mit Kältegefühl, Schwindelzustand, Gesicht weiß, mit kaltem Schweiß bedeckt
- *In der Bewußtlosigkeit* Puls langsam, Atmung beschleunigt, Bewußtlosigkeit dauert wenige Sekunden bis mehrere Minuten an

Behandlung: Flachlagerung, Hochlagerung der Beine. Medikamente sind nicht notwendig.

Bewußtlosigkeit durch Hitzeeinwirkung

siehe Hitzeschlag, Seite 97

Bewußtlosigkeit durch Vergiftung mit Gasen

siehe Seite 44

Bewußtlosigkeit durch Herzkrankheiten

Plötzliche Bewußtlosigkeit während eines Herzinfarktes (siehe Herzschmerzen, Seite 95)

Bewußtlosigkeit durch Blutzuckererkrankung

Meist weiß der Betroffene, durch den regelmäßigen Medikamentengebrauch auch die Crew, vom Zuckerleiden. Bei Einnahme zu großer Dosen von Medikamenten gegen erhöhten Blutzucker oder bei durch schlechtes Wetter bedingter geringer Nahrungsaufnahme kann es zur Bewußtlosigkeit kommen. Vorboten der Bewußtlosigkeit: Angst, Schweißausbruch, Herzklopfen, feuchte Haut, Atmung normal.

Mutmaßliche Diagnose: Blutzuckerkrankheit, Unterzuckerung

Behandlung: Bei den ersten Vorboten: gezuckerten Tee trinken bzw. Zucker essen.

● Blutungen

Blutstillung siehe Seite 22

Bluterbrechen

Symptome: Im Schwall Erbrechen von schwarzen, kaffeesatzähnlichem Blut, Druck in der Magengegend

Mutmaßliche Diagnose: Blutendes Magengeschwür

Behandlung:
- Nichts essen und trinken
- Topostasin, 3 x 1 Beutel in 24 Stunden
- Paractol, 4 x 1 bis 2 Tabletten in 24 Stunden

Dringlichkeit:
- Bei geringen Mengen von erbrochenem Blut und kurzzeitiger Dauer des Bluterbrechens in maximal 36 Stunden Arzt aufsuchen
- Bei wiederholtem Bluterbrechen sofort ärztliche Versorgung anstreben

Blut im Stuhl

a) Schwarzer Stuhl

Symptome: – Schwarzer, flüssiger Stuhl ohne Schmerzen beim Stuhlabsetzen
– Eventuell Magenschmerz, frühere Magen- oder Darmerkrankungen

Mutmaßliche Diagnose: Darm- oder Magenblutung

Behandlung: – 3 x 1 Beutel Topostasin in 24 Stunden
– Buscopan comp., 4 x stündlich 1 Dragee bei eventuellen Schmerzen

Dringlichkeit: Innerhalb 36 Stunden, bei massivem Blutabgang sofort ärztliche Versorgung anstreben

b) Hellrotes Blut auf dem Stuhl

Symptome: Hellrotes Blut spritzerartig auf und neben dem Stuhl, Schmerzen beim Stuhlgang

Mutmaßliche Diagnose: Geplatzte Hämorrhoiden

Behandlung: (Siehe Hämorrhoiden, Seite 92)

Blut im Urin

a) Ohne Verletzung

1. Mit Schmerzen über der Blase oder in der Nierengegend eventuell Koliken, häufiges Wasserlassen

Mutmaßliche Diagnose: Nieren- oder Harnleiterstein, Harnwegsentzündung

Behandlung: – Buscopan comp., alle 4 Stunden 1 Dragee, in der Kolik mit 1 Ampulle Fortral intramuskulär beginnen
– Klinomycin, Anfangsdosis 2 Tabletten, dann alle 12 Stunden 1 Tablette

Dringlichkeit: Bei weiterbestehender Blutung: maximal 36 Stunden, bis die ärztliche Versorgung einsetzen muß

2. Ohne Schmerzen

Mutmaßliche Diagnose: Blutung aus der Niere oder der Blase

Behandlung: Keine

Dringlichkeit: Bei weiterbestehender Blutung: maximal 36 Stunden, bis die Versorgung durch einen Arzt unbedingt notwendig wird

b) Mit Verletzung

1. In der Nierengegend:

Symptome: Blutiger Urin, Schockzeichen, Schmerzen in der Flanke

Mutmaßliche Diagnose: Nierenverletzung

Behandlung: Schockbekämpfung

Dringlichkeit: Sofort ärztliche Versorgung anstreben

2. Im Beckenbereich:

Symptome: Schmerzen über der Blase, Schwellung am Damm mit Blauverfärbung der Haut, eventuell Harnverhaltung oder Blutung aus der Harnröhre

Behandlung: Nicht katheterisieren, Schockbekämpfung

Dringlichkeit: So rasch wie möglich ärztliche Versorgung anstreben

Nasenbluten

Symptome: Die Blutung erfolgt meist aus der Nase nach außen, aber auch nach hinten über den Rachenraum. Das Blut wird verschluckt und später erbrochen, dann schwärzlich verfärbt. Es handelt sich hier um keine Blutung aus dem Magen.

Behandlung:
- Sitzen, Kopf aufrecht (Sitzlagerung siehe Seite 29, Abb. 12)
- Kalte Kompressen auf Nacken und Stirn
- Watte in blutendes Nasenloch einführen und mit Daumen auf den Nasenflügel mäßig fest Nasenloch zudrücken, mindestens 10 Minuten, auch länger!
- Bei Weiterbluten: festes Ausstopfen des vorderen Nasenraumes mit Gaze. Gaze mit Leukoplast über Nasenloch befestigen, frühestens nach 24 Stunden entfernen

Dringlichkeit: Bei Weiterbluten trotz aller angegebenen Maßnahmen muß in maximal 36 Stunden die ärztliche Versorgung einsetzen

Bluthusten

Bluthusten kann mit (z. B. Rippenbruch) oder ohne Verletzung auftreten. Es kann Folge verschiedener ernsterer Erkrankungen der Lunge sein.

Symptome: Hustenreiz, Aushusten von meist hellrotem, schaumigem, nicht geronnenem, gelegentlich mit Schleim vermischtem Blut

Behandlung:
- Halbsitzende Lagerung (siehe Lagerung, Seite 29)
- Psychische Beruhigung (wichtigste Maßnahme), eventuell 1 Tablette Valium 5 mg
- Eisbeutel auf die Brust legen; ersatzweise feuchte, kalte Tücher, ständig wechseln
- Salzwasserlösung trinken lassen: 1 Eßlöffel Kochsalz auf $^1/_2$ Glas Wasser

Dringlichkeit: Bei massiver Blutung so schnell wie möglich ärztliche Versorgung anstreben

● Durchfall – Brechdurchfall

Symptome:
- Wässriger Stuhlgang, diffuser Bauchschmerz, häufig zusätzlich Erbrechen, Übelkeit, Fieber möglich

Merke:
- An Blinddarmentzündung denken!
- Erkranken mehrere Crewmitglieder, eventuell Nahrungsmittelvergiftung
- Blutig-schleimige Durchfälle – eventuell Ruhr
- Bei zusätzlichen Kopfschmerzen, Muskel-, Gliederschmerz und Schnupfen eventuell Virusinfektion
- Gefährlich ist der Flüssigkeitsverlust durch den wässrigen Stuhlgang (besonders bei Kindern)

Behandlung:
- Nichts essen (mindestens 24 Stunden lang)

- Wasser- und Salzverlust ersetzen: Liquisorb S, 4 Beutel auf 1 l Wasser, oder 1 Teelöffel Kochsalz auf 1 l Wasser (in kleinen Schlucken trinken lassen)
- Kohle-Compretten 4 bis 6 x 4 Tabletten in Wasser oder Tee auflösen
- Bei Fieber 2 Tabletten Klinomycin sofort, dann alle 12 Stunden 1 Tablette (5 Tage lang)
- Bei länger als einen Tag bestehendem Durchfall kann Metifex, 3 x 1 Dragee, gegeben werden
- Bei starken Bauchschmerzen (Darmverkrampfungen) 1 Ampulle Fortral intramuskulär
- Nach einem Tag Fasten Ernährung mit Zwieback, geröstetem Weißbrot oder Knäckebrot, ohne Fett (!), Haferflockenscheim oder Reisschleim; kein Fett und Kristallzucker, nur Traubenzucker erlaubt

Dringlichkeit: Ärztliche Versorgung anstreben, wenn durch die empfohlenen Maßnahmen der Durchfall nicht aufhört

● Durchfall infolge Virusinfektion (Virusenteritis)

Symptome: Erbrechen, Durchfall unterschiedlicher Ausprägung, Muskelschmerzen, Kopfschmerzen, Schnupfen und Rachenentzündung

Behandlung: Siehe Durchfall – Brechdurchfall, Seite 88

● Ekzem

Symptome: Reizung und Rötung der Haut, teilweise Blasenbildung und Juckreiz

Behandlung: Topsym-F-Salbe 2 x täglich dünn auftragen

● Entzündung

Entzündungen der Haut und einer Wunde.

Symptome: Rötung, Schwellung, Schmerzen, entzündete Stelle ist wärmer als die Umgebung

Mutmaßliche Diagnose: Furunkel, Abszeß, Wundeiterung

Behandlung:
- Ruhigstellung wie Knochenbruch (Seite 56)
- Klinomycin, Anfangsdosis 2 Tabletten, später alle 12 Stunden 1 Tablette
- Kalte Umschläge mit Wasser (nicht bei einer offenen Wunde!)
- Zur Schmerzlinderung: 3–4mal 30 Tropfen Novalgin pro Tag
- Ist die entzündete Hautstelle weich mit gelbem Punkt: Diese Stelle mit steriler Pinzette abheben; kommt Eiter, weiter mit Pinzette oder Schere öffnen
- Wunde immer mit Betaisodona-Lösung abtupfen
- Mit Verband bedecken

● Epileptische Krämpfe

In der Regel dem Patienten bekannt. Schlafentzug und Alkohol lösen oft den Anfall aus.

Symptome:
- Kurzdauerndes Vorstadium mit plötzlichem Kopfschmerz, Schwindel oder Druck im Bauchraum
- Krampf der gesamten Muskulatur des Körpers, Bewußtlosigkeit, Atemstillstand, dann Zuckungen am ganzen Körper. Schaum vor dem Mund. Biß in die Zunge. Urin- und Stuhlabgang. Dauer meist ein bis zwei Minuten.

Behandlung:
- Stabile Seitenlage (siehe Seite 26)
- 1 Spritzampulle Valium intramuskulär
- Absolute Ruhe und ausschlafen lassen!

● Erbrechen (azetonämisch beim Kind)

Bei Kindern (meist zwischen 3. und 12. Lebensjahr), häufig auftretend nach Ernährungsfehler (fette Speisen wie Buttercremetorte, Mayonnaise, fettes Schweinefleisch), psychischem Trauma oder Infekt. Das Erbrechen kann bis zu 50mal am Tag erfolgen. Es entwickelt sich in kürzester Zeit ein bedrohliches Krankheitsbild.

Symptome: – Azetongeruch in der Ausatmungsluft (obstähnlich)
– Trockene, belegte Zunge
– Starker Durst, aber jeder Schluck wird wieder erbrochen

Behandlung: – Schnellste Behandlung ist erforderlich!
– 1 Zäpfchen Peremesin sofort (auch Kleinkinder und Säuglinge in gleicher Dosierung!)
– 30 Minuten warten
– 2 Beutel Liquisorb auf 1 l abgekochtes Wasser, davon teelöffelweise zu trinken geben
– Später Orangensaft oder Tee mit Traubenzucker (nie Kristallzucker)
– Wenn kein Erbrechen mehr besteht, Behandlung mit Zwieback, geriebenen Äpfeln; mit kleinsten Mahlzeiten beginnen

Dringlichkeit: Läßt sich das Erbrechen mit diesen Maßnahmen nicht beherrschen, muß der Törn abgebrochen und schnellstens ärztliche Behandlung angestrebt werden!

● Ersticken

Siehe Lebensrettende Sofortmaßnahmen: ABC-Regel, Seite 31

● Ertrinken

Siehe Lebensrettende Sofortmaßnahmen: ABC-Regel, Seite 31

● Fischstich

Giftige Fischstiche sind in tropischen Küstengewässern häufig.

Behandlung: Siehe Spinnenbisse, Seite 110

● Furunkel

Sehr gefährlich Gesichtsfurunkel, besonders oberhalb der Oberlippe, wegen der Gefahr der Hirnhautentzündung
(siehe auch Entzündung, Seite 89)

Behandlung: – Keine Berührung
– Megacillin-forte-Spritzampulle intramuskulär, alle 24 Stunden. Stets nach Penicillin-Allergie fragen, sonst Klinomycin, sofort 2 Tabletten, dann alle 12 Stunden 1 Tablette.

● Fußpilz

Jederzeit Verschlechterung einer schon vor Antritt der Reise bekannten Erkrankung möglich (z. B. durch langes Tragen von Gummistiefeln).

Behandlung: Einstreichen mit Betaisodona-Lösung

● Gelenkschmerzen

Akutes Rheuma

Symptome: Schwellung und Rötung verschiedener Gelenke, frühere Rheumaschübe bekannt

Behandlung: – Ruhigstellung, Schienung nicht notwendig
– Schmerzendes Gelenk warm einpacken
– 3–4mal täglich 30 Tropfen Novalgin

Akute Erkältungskrankheit

Symptome: Schmerzen der Gelenke ohne Schwellung und Rötung, meist mit Kopfschmerzen und Schnupfen, eventuell auch Fieber verbunden

Behandlung: 3–4mal täglich 30 Tropfen Novalgin

● Grippe

Siehe Akute Erkältungskrankheit, Seite 92

● Hämorrhoiden

Der häufigste Grund für das Auftreten von Hämorrhoiden ist das starke und langdauernde Pressen beim Stuhlgang.

Symptome: – Schmerzen nach und beim Stuhlgang
– Knoten am Afterschließmuskel
– Hellrote Blutspritzer auf dem Stuhl

Behandlung: – Xylocain-rectal-Salbe mehrmals auf den Hämorrhoidalknoten auftragen.

● Halsschmerzen

Schluckbeschwerden ohne Fieber

Symptome: – Brennende Hals- und Schluckbeschwerden
– Fremdkörpergefühl
– Rachen gerötet
– Eventuell Schnupfen

Mutmaßliche Diagnose: Rachenentzündung

Behandlung: – Frubienzym, alle 2 bis 3 Stunden 1 Pastille
– Kein Alkohol, kein Nikotin
– Reizlose Kost
– Bei Schnupfen Otriven-Nasentropfen, alle 2 bis 3 Stunden 1 Tropfen

Schluckbeschwerden mit Fieber

Symptome: – Starke Schluckbeschwerden
– Fieber
– Mandeln geschwollen mit weißen Stippchen
– Lymphknoten am Unterkiefer vergrößert
– Krankheitsgefühl

Mutmaßliche Diagnose: Mandelentzündung

Behandlung: – Klinomycin, Anfangsdosis 2 Tabletten, dann alle 12 Stunden 1 Tablette über 5 Tage, auch bei Beschwerdefreiheit
– Flüssig-breiige Kost
– Kein Alkohol, kein Nikotin
– Bettruhe

Einseitige Schluckbeschwerden mit hohem Fieber

Symptome:
- Mund kann kaum geöffnet werden
- Stärkste Schluckbeschwerden, Nahrungsaufnahme eventuell nicht möglich
- Einseitige, schmerzhafte Drüsenschwellung am Hals
- Meist einige Tage vorher Mandelentzündung
- Bettruhe

Mutmaßliche Diagnose: Mandelabszeß

Behandlung:
- 1 Ampulle Megacillin (Spritzampulle) intramuskulär; bei Penicillin-Allergie Klinomycin, sofort 2 Tabletten, dann alle 6 Stunden 1 Tablette
- Möglichst Flüssigkeitszufuhr bzw. flüssig-breiige Kost
- Bettruhe

Dringlichkeit: Innerhalb 36 Stunden ärztliche Versorgung. Tritt Schüttelfrost auf, so besteht Lebensgefahr (Blutvergiftung): auf schnellstem Wege ärztliche Versorgung!

● Heiserkeit

Die Heiserkeit kann bis zur Stimmlosigkeit gehen. Keine Schluckbeschwerden, kein Hustenauswurf.

Mutmaßliche Diagnose: Kehlkopfentzündung

Behandlung:
- Sprechverbot
- Klinomycin, sofort 2 Tabletten, dann alle 12 Stunden 1 Tablette; falls Klinomycin nicht mehr vorhanden, Clamoxyl, 3 x 1 Tablette (nicht geben bei Penicillin-Allergie)
- Bisolvon, 3 x 2 Tabletten täglich

● Herz-(Kreislauf-)Stillstand

Ein nicht behandelter Herz-Kreislauf-Stillstand führt innerhalb weniger Minuten zum Tod.

Die Zeichen des Herz-Kreislauf-Stillstandes sind:
- Völliger Atemstillstand
- Pulslosigkeit auch der Halsschlagader

- Bewußtlosigkeit
- Weite Pupillen

Behandlung: – Siehe Lebensrettende Sofortmaßnahmen: ABC-Regel, Seite 31

● Herzschmerzen

Beschwerden und Schmerzen in der Herzgegend können harmlos bis lebensgefährlich sein. Eine genaue Befragung und Untersuchung ist erforderlich. Oft ist dem Erkrankten ein „Herzleiden“ bekannt. Wichtig ist immer das Auszählen der Pulsfrequenz in der Minute und das Feststellen der Körpertemperatur. Bei einer akuten Herzerkrankung besteht kein Fieber. Brustschmerzen mit Fieber weisen eventuell auf Lungenentzündung hin (siehe Seite 99).

Nervöses Herzleiden

Symptome:
- Stechen und Schneiden in der Herzgegend, der Erkrankte zeigt mit dem Finger auf die schmerzende Stelle
- Druckempfindlichkeit der Brusthaut, auch Ausstrahlung in den linken Arm
- Dramatische Schilderung
- Puls oft beschleunigt
- Ausgelöst durch psychische Belastung, durch Wetter oder durch bestimmte Bewegungen mit dem Oberkörper oder der Halswirbelsäule
- Sekunden- oder Dauerschmerz

Behandlung:
- Beruhigung
- Valium 5 mg, bis zu 3 x 1 Tablette am Tag
- Novalgin, 20 bis 30 Tropfen bis zu 3mal am Tag
- Ausschlafen lassen!

Angina pectoris – Herzkrampfanfall – Herzkranzgefäßverengung

Symptome:
- Enge, Druck, jedoch kein richtiger Schmerz hinter dem Brustbein
- Ausstrahlung in den linken Arm, auch rechten Arm

- Keine dramatische Schilderung wie beim nervösen Herzleiden
- Ausgelöst durch körperliche Anstrengung, reichliche Mahlzeit oder Kälte
- Dauer einige Minuten (fünf bis zehn Minuten)

Behandlung:
- 1 Kapsel Nitrolingual zerkauen, Kapselinhalt in der Mundhöhle wirken lassen (nicht hinunterschlucken)
- Übermäßige Anstrengung vermeiden

Herzinfarkt

Ein Herzschmerz, der sich auf 1 Kapsel Nitrolingual nicht bessert, ist auf einen Herzinfarkt verdächtig

Symptome:
- Sehr starke, unerträgliche Schmerzen über dem Herzen bis zu Vernichtungsgefühl und Todesangst
- Schmerzen dauern über 15 Minuten an (trotz Nitrolingual-Gabe!)
- Lufthunger
- Bei Schilderung der Beschwerden wortarm
- Oft unregelmäßiger Puls, manchmal sehr langsam (unter 50 Schläge pro Minute), manchmal sehr schnell (über 100 Schläge in der Minute)

Behandlung:
- bei Kreislaufstillstand sofort nach der ABC-Regel vorgehen (siehe Lebensrettende Sofortmaßnahmen, Seite 31
- Strenge Flachlagerung, nicht sitzen lassen
- Schmerzlinderung: 30 Tropfen Valoron N auf der Zunge zergehen lassen
- Zur Beruhigung: 1 Valium-Spritzampulle intramuskulär

Dringlichkeit: Lebensgefahr, sofort ärztliche Behandlung anstreben!

● Hexenschuß (Lumbago)

Der Schmerz tritt meist plötzlich, „schlagartig", in der Lendenwirbelsäule (aber auch an der Hals- und Brustwirbelsäule) auf.

Symptome: – Meist verspannte, druckschmerzhafte Muskulatur der Lendenwirbelsäule
– Jede Bewegung macht starke Schmerzen
– Schonhaltung (im Stehen nach vorn gebeugt)

Behandlung: – Schonlagerung auf harter (!) Unterlage mit gebeugten Knie- und Hüftgelenken (Kissen und Decken unter die Unterschenkel legen)
– Trockene Wärme auf die Schmerzzone
– Novalgin, 3 x 30 Tropfen am Tag

● Hitzekollaps – Hitzeohnmacht – Hitzekrampf

Ursache: schwere Arbeit in großer Hitze.

Symptome: – Temperatur nicht über 38° (axillar)
– Schwäche, Übelkeit, Erbrechen
– Krämpfe in den Extremitäten und der Bauchmuskulatur

Behandlung: – Temperatur messen
– Flachlagerung im Schatten, bei Erbrechen stabile Seitenlagerung (siehe Seite 26)
– Liquisorb S, 2 Beutel auf 1 l abgekochtes Wasser schluckweise trinken (oder 1 Teelöffel Kochsalz auf 1 l abgekochtes Wasser Tee)
– Besteht keine Möglichkeit, den Erkrankten schattig zu lagern, Sirius-Rettungsdecke anwenden (Silberfolie nach außen!)

● Hitzschlag – Sonnenstich

Gefährlich, ohne gezielte Behandlung tödlicher Ausgang zu befürchten.

Ursache: hohe Luftfeuchtigkeit bei hoher Außentemperatur. Der Körper kann die Körperwärme nicht mehr an die Umgebung abführen. Oft keine Schweißproduktion.

Symptome: – Temperatur erhöht über 38° bis auf 43°
– Haut trocken und heiß

- Kopfschmerz, Schwindel, Schwäche bis Bewußtlosigkeit
- Brechreiz – Erbrechen
- Krämpfe – Muskelzuckungen
  Atmung beschleunigt (über 18 Atemzüge pro Minute)
- Puls beschleunigt (über 80 Schläge pro Minute)

Behandlung: Wichtigstes Ziel ist die Herabsetzung der Körpertemperatur.
- Immer wieder Temperatur messen, um Erfolg zu beobachten
- Flachlagerung
- Vollständig ausziehen!
- Kalte Wickel um Rumpf und Gliedmaßen (alle 5 Minuten erneuern)
- Eisbeutel auf Achselhöhlen, Ellenbeugen, Leistenbeugen und Herzgegend
- 1 Fortecortin-Mono-Spritzampulle intramuskulär
- Bei Krämpfen 1 Ampulle Valium intramuskulär (in die andere Gesäßseite)
- Sinkt die Temperatur unter 38,5°, Kühlungsvorgang stoppen
- Bei Atemstillstand Wiederbelebungsmaßnahmen nach der ABC-Regel (siehe Seite 31)

Dringlichkeit: Törn sofort abbrechen, Patient muß in ein Krankenhaus!

● Husten

Husten ohne Auswurf

Symptome: Husten meist mit Schnupfen, Gelenkschmerzen, Halsschmerzen verbunden

Mutmaßliche Diagnose: Erkältungskrankheit

Behandlung:
- 3–4mal täglich 30 Tropfen Novalgin, bis zum Abklingen der Beschwerden
- Codipront, 2 x 1 Kapsel

Husten mit gelbem Auswurf

Symptome: Schmerzen über der Brust; meist ist ein Schnupfen vorausgegangen

Mutmaßliche Diagnose: Luftröhrenentzündung, Bronchitis

Behandlung:
- 2 Tabletten Klinomycin sofort, dann alle 12 Stunden 1 Tablette (5 Tage lang)
- Codipront, 2 x 1 Kapsel

Husten mit gelbem bis grünem Auswurf

Fieber und Brustschmerzen

Symptome:
- Schweres Krankheitsbild, der Erkrankte ist „mitgenommen"
- Oft bläulich verfärbte Lippen
- Fast immer Pulsbeschleunigung auf ca. 100 Schläge in der Minute
- Auswurf kann sich rötlich oder rostfarbig später verfärben

Mutmaßliche Diagnose: Lungenentzündung

Behandlung:
- 3 x 1 Tablette Clamoxyl täglich, bei Penicillin-Allergie 2 Tabletten Klinomycin sofort, dann alle 12 Stunden 1 Tablette (5 Tage lang)
- Lagerung mit erhöhtem Oberkörper (siehe Seite 30)

Dringlichkeit: Auf schnellstem Wege ärztliche Behandlung anstreben!

Bluthusten nach Unfall

Mutmaßliche Diagnose: Anspießung der Lunge durch eine Rippe

Behandlung:
- Sitzende Lagerung mit Möglichkeit zum Aufstützen der Arme (siehe Seite 29)
- 1 Tablette Valium 5 mg
- 30 Tropfen Novalgin bis zu 4mal am Tag

Dringlichkeit: Möglichst bald ärztliche Behandlung anstreben!

Bluthusten ohne Unfall

Siehe Seite 88

● Insektenstich

Behandlung: – Stachel nach Möglichkeit entfernen
– Feucht-kalte Umschläge auf die Bißstelle
– Topsym-F-Salbe mehrmals dünn auftragen

Insektenstich in den Mund oder Rachen

Durch verschlucktes Insekt

Behandlung: – 2 Tabletten Tavegil
– 10 Tabletten Betnesol-WL in Wasser auflösen und trinken
– Kalte Umschläge um den Hals
– 1 Fortecortin-Mono-Ampulle intramuskulär
– Ruhe bewahren, ärztliche Behandlung anstreben

Insektenstichallergie

Behandlung: Siehe Allergie, Seite 68

● Kater

Nach übermäßigem Alkoholgenuß (vor allem von schlechtem Alkohol): Kopfschmerzen, Schwindelerscheinungen, Sehstörung

Behandlung: – Schlaf von mehreren Stunden
– 30 Tropfen Novalgin (kann in mehrstündigen Abständen 3mal wiederholt werden.

● Knochenbruch

Zur Unterscheidung zwischen Knochenbruch, Verrenkung, Verstauchung und Prellung siehe Unfall-Unterscheidungsschema auf Seite 48

Knochenbruch ohne Wunde

Siehe dazu Abb. 47

Symptome: – Abnorme Beweglichkeit der gebrochenen Knochenstücke
– Bei der Bewegung deutlich hörbares Knirschen und Reiben

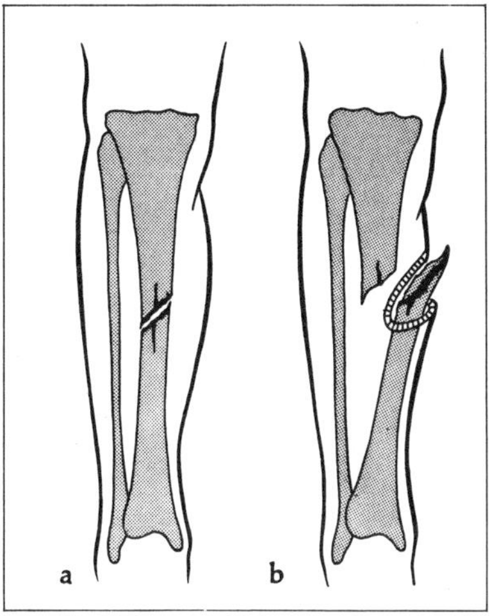

Abb. 47 Knochenbruch mit (a) und ohne Wunde (b)

- Schwellung über dem Bruch
- Starke Schmerzen
- Gliedmaße stehen eventuell in einer unnatürlichen Stellung

Behandlung:
- Schockbekämpfung (siehe Seite 35)
- Schienung und Ruhigstellung (siehe Seite 54)
- Schmerzbekämpfung: Valoron N, 30 bis 40 Tropfen 3–4mal am Tag, bei unerträglichen Schmerzen 1 Ampulle Fortral intramuskulär
- Nach der Schienung ist die Durchblutung der gebrochenen Gliedmaße immer wieder zu kontrollieren, festschnürende Verbände sind zu lockern

Dringlichkeit: Innerhalb 36 Stunden ärztliche Behandlung anstreben

Knochenbruch mit Wunde

Im Bereich der Wunde und im Bereich des Bruches eventuell Herausragen von Knochenteilen.

Symptome: Siehe Knochenbruch ohne Wunde

Behandlung: Siehe Knochenbruch ohne Wunde, zusätzlich:
- Wunde nicht säubern, nur steril abdecken
- Klinomycin, sofort 2 Tabletten, später alle 12 Stunden 1 Tablette

Dringlichkeit: Ärztliche Behandlung anstreben

● Kopfschmerzen

1. Nach Schädel-Hirn-Verletzung

Mutmaßliche Diagnose: Gehirnerschütterung (siehe Seite 83)

Behandlung:
- Bettruhe
- Flachlagerung
- Zur Schmerzlinderung 20 bis 30 Tropfen Novalgin höchstens alle 6 Stunden

Dringlichkeit: Bei Kopfschmerzen nach Kopfverletzung mit zunehmender Benommenheit und schließlich Bewußtlosigkeit sofortige Versorgung durch einen Arzt anstreben

2. Mit Fieber ohne steifes Genick

Symptome: Kopfschmerz, eitriger Nasenfluß nach vorangehendem Schnupfen

Mutmaßliche Diagnose: Nasennebenhöhlenentzündung bzw. -eiterung (Kiefernhöhlenentzündung)

Behandlung:
- Klinomycin, Anfangsdosis 2 Tabletten, dann alle 12 Stunden 1 Tablette (5 Tage lang)
- Otriven, alle 3 Stunden 1 Tropfen in jedes Nasenloch

Dringlichkeit: Bei Schwellung eines oder beider Augenlider besteht Lebensgefahr, sofort ärztliche Versorgung anstreben

3. Mit Fieber und steifem Genick

Symptome: Fieber, steifes Genick, Benommenheit; diese Symptome plötzlich auftretend oder im Anschluß an Nasennebenhöhlenentzündung

Mußmaßliche Diagnose: Gehirnhautentzündung

Behandlung: Ruhe, Klinomycin, Anfangsdosis 2 Tabletten, dann alle 12 Stunden 1 Tablette (5 Tage lang)

Dringlichkeit: Sofort ärztliche Versorgung anstreben, Lebensgefahr!

4. Aus verschiedenen Ursachen

Migräne

Symptome: Einseitiger Kopfschmerz mit Flimmern vor den Augen, eventuell Erbrechen

Behandlung:
- Flachlagerung
- 20 bis 30 Tropfen Novalgin 3mal am Tag

Augenerkrankungen

Siehe Seite 69

Übermäßiger Alkoholgenuß

Siehe Kater, Seite 100

● Krämpfe

Krämpfe beim Kind

Starkes, anhaltendes Erbrechen kann bei Kindern Krämpfe auslösen.

Behandlung:
- In krampffreier Phase Tee mit Traubenzucker
- Valium (1 mg pro kg Körpergewicht des Kindes) Spritzampulle intramuskulär (1 Ampulle enthält 2 mg in 2 ml)
- Bei Fieber Clamoxyl-Tabletten nach Anweisung (nicht bei Penicillin-Allergie, dann Klinomycin)
- Peremesin supp.

Dringlichkeit: Sofortige ärztliche Behandlung

Krämpfe beim Erwachsenen

Ursachen:
- Epileptische (meist bekannt), siehe Seite 90
- Tetanie, siehe Seite 111
- Entzündungen und Reizungen des Zentralnervensystems, siehe Seite 97
- Schädel-Hirn-Verletzungen, siehe Seite 83

– Unterzuckerung bei Zuckerkrankheit (meist bekannt), siehe Seite 85

● Kreislauf-(Herz-)Stillstand

Siehe Herzstillstand (Seite 94) und Lebensrettende Sofortmaßnahmen (Seite 31)

● Lippenbläschen – Herpes labialis

Infolge starker Sonneneinstrahlung oder Fieber auftretende Bläschen.

Symptome: Schmerzhafte, stecknadelkopf- bis pfefferkorngroße Bläschen, die auf den Lippen oder um die Lippen herum bis zu Markstückgröße zusammenfließen können

Behandlung: Abdecken mit Labiosan-Salbe

● Nahrungsmittelvergiftung

Hervorgerufen durch verdorbene Nahrungsmittel. Sind Nahrungsmittel verdorben, so hilft auch Abkochen nicht gegen die Infektion!

Symptome:
- Kurz nach der Nahrungsaufnahme bis zu einigen Stunden später kommt es zu Speichelfluß, Übelkeit, Erbrechen, Leibschmerzen und starken Durchfällen; Fieber fehlt meist (in der Regel sind alle, die das verdorbene Nahrungsmittel gegessen haben, erkrankt)
- Bei Fieber: Paratyphus – Typhus, siehe Seite 112

Behandlung: Siehe Seite 43

● Nasenbeinbruch

Durch Sturz oder Schlag auf die Nase kommt es zum Bruch.

Symptome:
- Starke, aber rasch stehende Blutung
- Äußere Nase im oberen Anteil beweglich
- Äußere Nase kann seitlich verschoben sein

Behandlung:
- Bei gerader, nicht verschobener Nase, keiner offenen Wunde: feuchte Umschläge

- Bei verschobener Nase *sofort* mit Daumendruck Nase geraderichten (kurzzeitiger auszuhaltender Schmerz!)
- Wunde mit Hansaplast verbinden

● Ohrenschmerzen

Schmerz außen

Symptome: Am Gehörgangseingang oder im Bereich der Ohrmuschel starke Schmerzen, Rötung und Schwellung

Mutmaßliche Diagnose: Gehörgangsfurunkel, Gehörgangsentzündung

Behandlung:
- Klinomycin, Anfangsdosis 2 Tabletten, dann alle 12 Stunden 1 Tablette (mindestens 5 Tage lang)
- Volon-A-Tinktur, 3mal stündlich 2 Tropfen
- Zur Schmerzlinderung höchstens alle 4 bis 5 Stunden 30 Tropfen Valoron N
- Keine Watte, kein Wasser, keinerlei Berührung
- Möglichst keine Mundbewegungen (nicht sprechen und nicht kauen)

Schmerz in der Tiefe

Symptome: Stechender Schmerz, eventuell klopfend in der Tiefe, nach mehreren Stunden eventuell Eiterfluß aus dem Ohr

Mutmaßliche Diagnose: Mittelohrentzündung, Mittelohreiterung

Behandlung:
- *Keine Ohrentropfen* verwenden, weil Erkrankung hinter demTrommelfell
- Klinomycin, Anfangsdosis 2 Tabletten, dann alle 12 Stunden 1 Tablette 5 Tage lang, auch bei Beschwerdefreiheit
- Otriven, 3 bis 4 Tropfen alle 4 bis 5 Stunden *in die Nase* eintropfen, weil Mittelohrentzündung über Nasenschleimhautentzündung entsteht
- Wärme aufs Ohr (Wollschal)
- Bei starken Schmerzen höchstens alle 4 bis 5 Stunden 30 Tropfen Valoron N

- Keine Watte in den Gehörgang einführen
- Bei Fieber Bettruhe

Ohrenschmerzen und schweres Krankheitsgefühl

Symptome: Schmerzen mit Schwindel, Erbrechen, Kopfschmerz, Ohrensausen, Schüttelfrost, druckschmerzhafte Schwellung hinter dem Ohr und abstehende Ohrmuschel – diese Symptome können einzeln oder auch zusammen auftreten

Mutmaßliche Diagnose: Mittelohreiterung durchbrechend zum Gehirn oder nach außen

Behandlung: Wie bei Schmerz in der Tiefe (siehe Seite 105)

Dringlichkeit: Auf schnellstem Wege ärztliche Versorgung anstreben

● Prellung

Zur Unterscheidung zwischen Knochenbruch, Verrenkung, Verstauchung und Prellung siehe Unfall-Unterscheidungsschema auf Seite 49

Symptome:
- Knochenbruchzeichen fehlen
- Schwellung über den geprellten Stellen
- Blauverfärbung der Haut
- Bewegungseinschränkung des verletzten Gliedes
- Belastung meist jedoch möglich

Behandlung:
- Ruhigstellung (siehe Seite 54)
- Feucht-kalte Umschläge mit Salzwasser, oft erneuern

● Quallen-Berührung

Behandlung:
- Die brennende Rötung mit Betaisodona-Lösung abtupfen und mit Topsym-F-Salbe bedecken
- Tavegil, 3 x 1 Tablette täglich

● Quetschungen

Schwere Quetschungen im Bereich der Gliedmaßen können auch ohne äußere Verletzung vorkommen!

Behandlung: – Schockbekämpfung (siehe Seite 35)
– Schienung, Ruhigstellung (siehe Seite 54)
– Schmerzlinderung: höchstens alle 4 bis 5 Stunden 20 bis 30 Tropfen Novalgin
– Wundversorgung, wenn erforderlich

● Ruhr

Schleichender Beginn mit geringem oder fehlendem Fieber, allmählich zunehmende, blutig-schleimige Durchfälle, Darmkrämpfe.

Behandlung: – Siehe bei Durchfall – Brechdurchfall, Seite 88
– Zusätzlich Klinomycin, sofort 2 Tabletten, dann alle 6 Stunden 1 Tablette

● Schiffskoller

Durch das enge Zusammenleben an Bord, bei besonderen seelischen Situationen kann ein sogenannter „akuter Schiffskoller" entstehen.

Symptome: Platzangst, Unruhe, unsinnige Ideen usw.

Behandlung: – 3 x 2 Tabletten Valium (zu 5 mg) pro Tag; der Erkrankte fällt dadurch weitgehend als Hand aus
– In weniger starken Fällen 2 x 1 Tablette Valium 5 mg

● Schlaflosigkeit

Meist infolge Angst oder Nervosität.

Behandlung: 1 bis 2 Tabletten Valium 5 mg eine halbe Stunde vor dem Schlafengehen

● Schlangenbiß

Symptome: – Am Fuß oder Unterschenkel Bißmarke: zwei kleine, nebeneinanderliegende Bißwunden
– Schnell zunehmende Schwellung des gebissenen Gliedes
– Später Auftreten von Müdigkeit, Bewußtseinstrübung, Herz-Atem-Störung

Behandlung: Absolute Ruhe, um die Giftausbreitung durch Bewegung nicht zu beschleunigen
- Sofort Abbinden der betroffenen Gliedmaße mit Gummibinde herzwärts der Bißstelle; Puls muß tastbar bleiben
- Tiefer Kreuzschnitt mit einem Messer über der Bißstelle
- Aussaugen der Wunde

Dringlichkeit: Beim Auftreten von starker Schwellung, Müdigkeit, Bewußtseinstrübung, Atem- und Herzbeschwerden so schnell wie möglich ärztliche Versorgung anstreben

● Schock

Symptome:
- Kühle, feuchte, blaß-bläuliche bis fahlgraue Haut
- Schneller, schlecht tastbarer Puls (um 100 Schläge pro Minute)
- Unruhe, Ängstlichkeit, später Schläfrigkeit bis Bewußtseinstrübung
- Flache Atmung

Behandlung: Siehe Seite 35

● Schüttelfrost

Schüttelfrost: heftiges, nicht unterdrückbares Schütteln der Gliedmaßen mit starkem Gefühl des Frierens, *nicht* Frösteln oder Gänsehaut

1. Bei Unterkühlung

Behandlung: Siehe Unterkühlung (Seite 40)

2. Im Laufe einer Krankheit oder mit plötzlichem Fieberanstieg

Mutmaßliche Diagnose: Bakterieneinbruch in die Blutbahn

Behandlung:
- Schüttelfrost länger als 10 Minuten: 1 Spritzampulle Valium intramuskulär
- Klinomycin, zuerst 2 Tabletten, dann alle 6 Stunden 1 Tablette

Dringlichkeit: Bei einmaligem Schüttelfrost ärztliche Versorgung innerhalb von 24 Stunden anstreben, bei mehrmals auftretendem Schüttelfrost Lebensgefahr, so schnell wie möglich ärztliche Versorgung

● Seeigelstiche

Schmerzhafte Wunden treten auf, wenn die Stacheln mit ihren Kalkspitzen abbrechen und in der Haut steckenbleiben.

Behandlung:
- Betroffenen Bezirk mit Betaisodona-Lösung abtupfen
- Mit einer sterilen Kanüle (Injektionsnadel) wird die Haut leicht unterfahren. Meist gelingt es, den Stachel mit der Kanülenspitze zu fassen und herauszuheben; eventuell Splitterpinzette verwenden
- Anschließend die Wunde wieder mit Betaisodona abtupfen
- Verband
- Täglicher Verbandswechsel
- Bei Entzündung: siehe Seite 89
- Bei Schmerzen: 20 bis 30 Tropfen Novalgin, alle 6 Stunden wiederholbar

● Seekrankheit

Behandlung:
- Individuell bewährte und erprobte Mittel einsetzen, sonst:
- Bei bekannter Anfälligkeit gegen Seekrankheit vor Auslaufen 2 Tabletten Cinnarizin (= Stutgeron)
- Bei Kindern Cinnarizin-Tabletten teilen (siehe Berechnung der Medikamentendosis für Kinder, Seite 119)
- Den ruhigsten Platz auf dem Boot suchen und auf den Horizont schauen, gleichzeitig tief durchatmen
- Leichte Arbeiten zur Ablenkung geben, z. B. Rudergehen
- Kein Alkohol, leichte Kost, fettarme Kekse mit etwas Schokolade, gut durchkauen

- Bei stärkeren Beschwerden: nochmals 2 Tabletten Cinnarizin (= Stutgeron), bei Erbrechen Peremesin-Zäpfchen
- Bei schwerster Seekrankheit können Selbsttötungsgedanken auftreten. In diesen Fällen Anschnallen des nun seelisch Erkrankten erforderlich, dann auch 1 Valium-Spritzampulle intramuskulär (kann nach vier bis fünf Stunden wiederholt werden)

● Skorpionstiche

Diese Nachttiere verstecken sich in Meeresspalten, unter Steinen, auch in Schränken oder abgestellten Schuhen!

Symptome: Meist schmerzhafte Schwellung mit Rötung an der Stichstelle, oft Frösteln, Kopfschmerz, Schwindel, Angstzustände, Kollaps. Manche Arten lebensgefährlich

Behandlung: Siehe Spinnenbisse, Seite 110

● Sonnenbrand

Symptome: Starke Rötung und Juckreiz der Haut, eventuell Bläschenbildung

Behandlung:
- Topsym-F-Salbe
- Bei Blasenbildung eventuell Metalline-Verband

Vorbeugung: Lichtschutzsalbe, auf die Lippen Labiosan, ausreichende Bekleidung, Schirmmütze

● Spinnenbisse

In tropischen Ländern und Mittelmeerländern sind nur wenige stark giftige Arten bekannt.

Symptome:
- Frische Bißstelle wie feiner Nadelstich. Manchmal nur geringe Schwellung bei sehr starken Schmerzen
- Rasches Auftreten von Allgemeinsymptomen wie Frösteln, Kollaps mit Schweißausbrüchen, Angstzustände

Behandlung: Wirksamste Behandlung ist Eintauchen der Bißstelle in heißes Wasser, so heiß wie eben erträglich. Schmerzen lassen sofort nach. Bißstelle zur Verhütung von Verbrühungen wieder aus heißem Wasser entfernen. Wenn Schmerz erneut auftritt, die Bißstelle sofort abermals in heißes Wasser; mehrmals wiederholen
Bei Auftreten von Allgemeinsymptomen:
- Fortecortin Mono-Ampulle intramuskulär
- Tavegil, 3 x 1 Tablette
- Sofortige ärztliche Behandlung

● Stuhlverstopfung

Die Umstellung der Eßgewohnheiten kann zu Stuhlverstopfung führen. Durch schlackenreiche Kost (Vollkornbrot, reichlich Obst und Gemüse) kommt es meist wieder zu regelmäßiger Stuhlentleerung. Oft hilft ein Glas kaltes Wasser morgens nüchtern. Bei mehrtägiger Verstopfung abends 1 Dragee Dulcolax einnehmen. Stuhlgang kommt am nächsten Morgen (oft unter Bauchschmerzen in der Nacht).

● Tetanie

Infolge von „Aufregungen“ auftretende Krämpfe, besonders in den Händen, verbunden mit schnellem und tiefem Atem.

Symptome:
- Ausgeprägtes Angstgefühl
- Übermäßiges Atmen, ohne daß dies nach der körperlichen Leistung erforderlich wäre!
- Taubheitsgefühl und Kribbeln in Händen und Füßen
- Krämpfe besonders in den Händen mit „Pfötchenstellung“

Behandlung:
- Beruhigung
- Patienten auffordern, möglichst wenig zu atmen!
- In eine Plastiktüte atmen lassen, bis die Krämpfe nachlassen
- Eventuell 1 Valium-Spritzampulle intramuskulär

● Typhus

Vorkommen überall, gehäuft aber in Ländern mit mangelhafter Wasser- und Wohnhygiene. Wird von Mensch zu Mensch übertragen. Der Typhuserreger kann in Wasser, Eis, Staub und ausgetrockneten Abwasserkanälen wochenlang lebensfähig bleiben.

Langsame Entwicklung des Krankheitsbildes:
Gliederschmerzen, Kopfschmerzen, Appetitlosigkeit, Bronchitis. Es kann Durchfall oder aber Verstopfung (!) bestehen.
Zwei Tage steigt das Fieber, hält sich dann weitere sieben Tage auf gleichmäßiger Höhe (39 bis 40°) und fällt schließlich langsam wieder ab. Kleine rote Flecken auf der Bauchhaut.

Behandlung: – Siehe Durchfall – Brechdurchfall, Seite 88
– Clamoxyl, 3 x 1 Dragee täglich

Dringlichkeit: Sofortige ärztliche Behandlung, Lebensgefahr!

● Unterkieferverletzung

Symptome: – Unterkiefer weichen beim Öffnen und Schließen nach einer Seite stark ab, oder
– die gebrochenen Unterkieferhälften sind gegeneinander beweglich
– Vollständiger Zahnschluß beim Zusammenbeißen nicht möglich, Kauen nicht möglich

Behandlung: – Ruhigstellen durch Verband (Kinnschleuder, siehe Seite 52)
– Flüssig-breiige Kost

● Unterkühlung

Siehe Lebensrettende Sofortmaßnahmen, Seite 40

● Verrenkung

Zur Unterscheidung zwischen Knochenbruch, Verrenkung, Verstauchung und Prellung siehe Unfall-Unterscheidungsschema auf Seite 48

Symptome: – Schmerzen im Bereich des betreffenden Gelenks

- Deutliche Lücke im Gelenk tastbar, der dazugehörige Knochen steht neben dem Gelenk
- Abnorme Knochenstellung
- Gelenkbewegung minimal
- Knochenbruchzeichen fehlen

Behandlung:
- Schulter- und Fingerverrenkung können von einem in Erster Hilfe Erfahrenen durch langsamen, gleichmäßigen, immer stärker zunehmenden Zug auf den ausgerenkten Knochen in Richtung der Knochenachse eingerichtet werden (die Chancen des Einrenkens ohne größere Hilfsmittel sind nur kurze Zeit nach dem Unfall günstig)
- Schienung, falls Einrenkung nicht möglich, Ruhigstellung
- Schockbekämpfung, wenn notwendig
- Eingerichtete Knochenteile ruhigstellen (siehe Seite 56)

Dringlichkeit: Nicht eingerenkte Gelenke müssen innerhalb 12, höchstens 18 Stunden einer ärztlichen Versorgung zugeführt werden

● Verstauchung

Zur Unterscheidung zwischen Knochenbruch, Verrenkung, Verstauchung und Prellung siehe Unfall-Unterscheidungsschema auf Seite 48

Symptome:
- Sofortige starke Schwellung des Gelenks nach dem Unfall
- Beweglichkeit stark eingeschränkt, aber nicht aufgehoben
- Keine abnorme Stellung der Knochen, der Gliedmaßen
- Starke Schmerzhaftigkeit

Behandlung:
- Siehe unter Prellung (Seite 49)
- Nach Abschwellen Tragen von elastischen Binden (Anwickeln der Binden: siehe unter Verbände, Seite 51)

● Wunden

Abschürfung und nicht klaffende, oberflächliche Wunden

Behandlung:
- Abschürfungen: Reinigung mit Betaisodona-Lösung (nur wenn grob verschmutzt), Hansaplastverband
- Kleinere Wunden: Reinigung von grobem Schmutz, Hansaplastverband
- Größere Abschürfungen: Reinigung mit Betaisodona-Lösung (wenn verschmutzt), Auflegen von Betaisodona-Salbe, darauf sterile Gaze oder Wundpäckchen und Verband

Klaffende kleine Wunden

Gehen beim Auseinanderziehen in die Tiefe.

Behandlung:
- Reinigung mit Betaisodona-Lösung, wenn verschmutzt (Wundversorgung siehe Seite 50)
- Nach Trocknung der Wundränder Wunde mit Heftpflaster zusammenziehen
- Verband

Größere Wunden

Diese können sein: gelappt, zerfetzt, länger als 5 cm, in die Tiefe gehend.

Behandlung:
- Wundversorgung (siehe Seite 50)
- Schienung und Ruhigstellung (siehe Seite 54)
- Zur Entzündungsvorbeugung: Klinomycin, Anfangsdosis 2 Tabletten, dann alle 12 Stunden 1 Tablette (ca. 5 Tage lang)
- Zur Schmerzlinderung: 30 Tropfen Novalgin

Dringlichkeit: Klaffende, durch Heftpflasterzug nicht zusammenziehbare Wunde sowie große Wunden müssen innerhalb von 6 bis 8 Stunden einer ärztlichen Behandlung zugeführt werden

Schlecht heilende Wunden

Behandlung: – Betaisodona-Salbe auf die Wunde auftragen
– Wundverband (siehe Seite 51)
– Schienung, Ruhigstellung (siehe Seite 54)

Wundentzündung, Wundeiterung

(Siehe Seite 89 und 90)

Symptome: Stechender, klopfender Schmerz in der Wunde, Wundränder gerötet, aufgeworfen

Behandlung: – Schienung, Ruhigstellung (Wundgröße gleichgültig)
– Klinomycin, Anfangsdosis 2 Tabletten, dann alle 12 Stunden 1 Tablette (ca. 5 Tage lang)
– Offene Wunde mit Betaisodona-Lösung abtupfen, mit Betaisodona-Salbe bestreichen und mit sterilem Verband bedecken

Dringlichkeit: Wenn innerhalb von 24 Stunden nach Ruhigstellung und Klinomycin-Gabe keine wesentliche Besserung eintritt, ärztliche Versorgung anstreben

Wundfremdkörper

(z. B. Splitter)

Behandlung: – Kleine Fremdkörper: tief in die Wunde eingedrungene in Ruhe lassen,
oberflächlich liegende entfernen,
Wundversorgung (siehe Seite 50)
– Große Fremdkörper: entfernen, Wundversorgung (siehe Seite 50)

Dringlichkeit: Große Wunden, durch Fremdkörper hervorgerufen, müssen innerhalb von 12 Stunden einer ärztlichen Behandlung zugeführt werden

Wichtig:

– Ist *Tetanus*-Impfschutz noch ausreichend vorhanden? Sonst unbedingt Tetanus-Schutzimpfung nachholen oder wiederauffrischen!
– Umschläge mit Salzwasser sind bei geschlossenen Wunden (z. B. Quetschung) entzündungshemmend und entquellend, bei offenen Wunden ist Salzwasser schädlich!

● Zahnschmerzen

Behandlung:
- Bei herausgefallener Füllung befindet sich ein Loch im Zahn: Kreosot-Spiritus eintropfen, Loch mit Kaugummi verstopfen
- Zur Schmerzlinderung: 3–4mal täglich 30 Tropfen Novalgin, bei stärkeren Schmerzen Valoron N in der gleichen Dosierung
- Wärme, keine Zugluft
- Bei hinzutretendem Fieber, Kieferschwellung und Kiefersperre: 3 x 1 Tablette Clamoxyl (bei Penicillin-Unverträglichkeit statt dessen Klinomycin, 2 Tabletten sofort, dann alle 12 Stunden 1 Tablette)

Dringlichkeit: Bei Kieferklemme und Kieferschwellung innerhalb 24 bis 36 Stunden ärztliche Behandlung

Bordapotheke

Umfang der Bordapotheke

Ein *einfacher Verbandskasten,* wie ihn jeder Autofahrer mitnehmen muß, ist besser als keinerlei Hilfsmöglichkeiten für den Ernstfall. Die Bestückung ist unterschiedlich und reicht gerade für die Erste Hilfe. Wer mehr Vorsorge treffen will – und dazu ist man als Schiffsführer verpflichtet –, muß eine *Bordapotheke* mitführen. Der Umfang dieser Apotheke wird sich nach der Dauer und dem Ziel der geplanten Reise, der Größe des Bootes und der Anzahl und dem Alter der Teilnehmer richten. Sollte ein Crewmitglied Arzt sein, wird die Apotheke andere Hilfsmittel und Medikamente (z. B. Infusionen, Medikamente für intravenöse Injektionen usw.) aufweisen als für den Laienhelfer. Ist der Bordapotheke keine Anleitung für den Gebrauch der Medikamente bei den verschiedenen Erkrankungen und Unfällen beigegeben, bleibt ihr Wert letztlich in Frage gestellt.

Dementsprechend ist die hier vorgestellte Bordapotheke auf die in diesem Leitfaden angegebenen Behandlungsvorschläge der Ersten und Zweiten Hilfe an Bord abgestimmt. Die im Text vorkommenden Hilfsmittel und Medikamente sind in einem Verzeichnis aufgelistet.

Austauschbarkeit von Medikamenten

Zur besseren Orientierung für den Laien wurden bei den im Text genannten Medikamenten nicht die chemischen, sondern die geschützten Firmenbezeichnungen angegeben. Selbstverständlich sind die genannten Medikamente gegen gleichwirkende anderer pharmazeutischer Firmen in vollem Umfang austauschbar. Für diesen und den Fall, daß eine Ergänzung verbrauchter Medikamente im Ausland dringend notwendig ist, wurde in dem Verzeichnis (beginnend auf Seite 120) der international gebrauchte wissenschaftlich-chemische Namen in Klammern beigefügt.

Wer Medikamente gegen gleichwertige anderen Firmennamens ausgetauscht hat, sollte auf den Verpackungen den der Bordapotheke entsprechenden Namen mit Bleistift vermerken, um den Laien nicht unnötig zu verwirren.

Instandhaltung und Verpackung der Bordapotheke

In der Bordapotheke ist peinliche Ordnung zu halten. Die Instrumente sind keineswegs dazu da, als Bordwerkzeug zu dienen. Im Ernstfall werden sie dann immer unbrauchbar sein oder nicht gefunden werden können.
Verbrauchte Medikamente, Verbandsmaterial usw. sollten nach Beendigung der Reise ersetzt werden. Vor Antritt eines größeren Törns sollte die Bordapotheke mit Hilfe des Inhaltsverzeichnisses auf ihre Vollständigkeit hin überprüft werden.
Die aufgebrauchten Packungen sollten nicht vernichtet, sondern mitsamt der Gebrauchsanweisung zum verschreibenden Arzt oder Apotheker mitgenommen werden.
Im Medikamentenverzeichnis wurden die Medikamente, die ein Haltbarkeitsdatum aufweisen, mit einem Sternchen versehen. Alle anderen Packungen sind handschriftlich mit dem Kaufdatum zu kennzeichnen; sie sind nach spätestens fünf Jahren, in warmen Gegenden mit Bordinnentemperaturen über 35°*C* nach spätestens zwei Jahren, durch einen Apotheker auf Ausmusterung hin zu prüfen.
Die Instrumente, das Verbandsmaterial und die Medikamente sollten in einem nichtrostenden, wasserdichten, schlagfesten Kasten untergebracht werden, der jederzeit griffbereit ist. Einer der wenigen Kästen, die sich hierfür eignen, wird von der Firma Söhngen vertrieben (Hessenkasten: schlagzäher, orangefarbiger Plastikkasten, wasserdicht, zweigeteilt mit Unterteilungen, 5,3 kg Leergewicht inklusive Wandhalterung, Maße 45 x 35 x 25 cm).

Rezeptpflichtige Medikamente

Viele der in diesem Ratgeber angegebenen Medikamente sind rezeptpflichtig.
Wie die Praxis der letzten Jahre gezeigt hat, ist die Zusammenstellung einer Bordapotheke auf Schwierigkeiten gestoßen. Ärzte waren nicht bereit, ein Rezept für Medikamente auszustellen, das den Vermerk „für den Gebrauch in der Bordapotheke“ trug, womit man die rezept-

pflichtigen Medikamente der Bordapotheke hätte bekommen können. Deshalb ist der Wunsch nach nichtrezeptpflichtigen Medikamenten verständlich. Eine Behandlung von Krankheiten, wie sie bei den angegebenen Notfällen durchgeführt werden soll, verlangt hochwirksame Medikamente, die, da sie bei unsachgemäßer Anwendung viele Komplikationen heraufbeschwören, unbedingt rezeptpflichtig sein müssen. Mit nicht so wirksamen Medikamenten, die dann nicht rezeptpflichtig wären, können also die in diesem Buch angegebenen Krankheiten nicht behandelt werden.
In einem Schreiben der Bayerischen Landesapothekenkammer wird zur Frage der Ausstellung von Rezepten für Medikamente, die für den Gebrauch in einer Bordapotheke vorgehalten werden sollen, auf folgendes hingewiesen: Ein Arzt könnte Medikamente auch für *einzelne* Personen verschreiben, um einer eventuellen Notlage vorzubeugen. So bestehen wohl keine Einwendungen, daß ein Arzt mit Rücksicht auf die Anfälligkeit hinsichtlich bestimmter Erkrankungen und Verletzungen prophylaktisch für Notfälle die Arzneimittel verordnet. Sicherlich wird hier ein Clubarzt einspringen.

Berechnung der Medikamentendosis für Kinder

Die Dosisangaben in diesem Ratgeber beziehen sich in der Regel auf Erwachsene. Wenn nicht im Beipackzettel auf eine Kinderdosierung hingewiesen ist, kann die Kinderdosis im Notfall mit einer Näherungsformel errechnet werden.

Diese Formel lautet:
Kinderdosis = (4mal Alter in Jahren + 20) % der Erwachsenendosis
Beispiel: für ein 6jähriges Kind:
(4mal 6 + 20) % = 44 %, also in Annäherung halbe Erwachsenendosis

Verzeichnis der Hilfsmittel und Medikamente

● Instrumente

Fieberthermometer, 1 St.
Frühgeburtenthermometer, 1 St.

Universalschere, 14,5 cm, kniegebogen, rostfrei, 1 St.
Splitterpinzette, spitz, ca. 8 cm, 1 St.
Betaisodona-Lösung (siehe Medikamente)
Einmalspritzen 2 ml, Luer-Konus, 10 St.
Einmalkanülen, Größe 1 (= G 20 x $1^1/_2$ "), Luer-Konus, 20 St.
Einmalhandschuhe, Plastik, 10 St.
Sicherheitsnadeln Gr. 2, 12 St. = 1 Packung
Einmal-Katheter nach Thiemann, Char. 16, 2 St.
Katheter-Gleitmittel (Instillagel 11 ml), 2 St.
Tupfer, steril, walnußgroß, 20 St.

● Verbandsmaterial

Dreiecktuch, ca. 96 x 96 x 136 cm, 1 St.
Elastische Pflasterbinde (z. B. Elastoplast), 10 cm x $2^1/_2$ cm, 1 St.
Elastische Binden (Idealbinden), 5 m lang, 6, 10, 12 cm breit, je 1 St.
Porofix-Klammerpflaster, $2^1/_2$ cm x 15 cm, 10 St. = 1 Pack
Verbandsmull, gerollt, vierfach, 8 cm x 5 cm, 3 St.
Verbandsmull, gerollt, vierfach, 10 cm x 5 cm, 3 St.
Leukoplast 5 m x $2^1/_2$ cm, 1 St.
Verbandspäckchen M (= mittel), 3 St.
Verbandspäckchen G (= groß), 3 St.
Wundschnellverband (z. B. Hansaplast oder Poroplast), 1 m lang, 4, 6, 8 cm breit, je 1 St.
Lederfingerling, 1 St.
Metalline-Verbandstuch, 60 x 80 cm, 1 St.
Metalline-Verbandspäckchen, 35 x 45 cm + Mullbinde, 1 St.
Gaze zum Ausstopfen der Nase (D Marbadal-Tamponadestreifen), 2 cm x 5 m, 1 Dose
Sirius-Rettungsdecke, ca. 140 x 220 cm, 1 St.
Kwik-Heat, Karton zu 12 Stück

● Medikamentenverzeichnis

Mit Sternchen* sind jene Medikamente versehen, die ein *Haltbarkeitsdatum* aufweisen, in Klammern steht jeweils der *wissenschaftlich-chemische Name* des Medikaments.

Berotec Dosier-Aerosol 15 ml, 1 St. *(Fenoterolhydrobromid)*
Betaisodona-Lösung 30 ml, 1 St. *(Mundinon = Polyvinylpyrrolidon-Jod-Komplex)*
Betaisodona-Salbe 20 g, 1 St. *(Mundinon)*
Betnesol-WL-Tabletten*, 30 St. *(Betamethason 0,5 mg)*
Buscopan comp. Dragees, 1 x 20 St. *(Hyoscin N Butylbromid + Noramidopyrinium)*

Cinnarizin-Tabletten, 1 x 60 St. *(Cinnarizin 25 mg)*
Clamoxyl-Tabletten* 1 g, 1 x 20 St. *(Amoxicilline)*
Codipront-Kapseln, 1 x 10 St. *(Codein 30 mg + Phenyltoloxamin 10 mg)*

Dulcolax-Dragees, 1 x 30 St. *(Bisacodyl 5 mg)*

Fortecortin-Mono-Ampulle 8 mg/2 ml, 1 x 3 St. *(Dexamethason 8 mg)*
Fortral-Ampulle, 1 x 3 St. *(Pentazocin 30 mg)*
Frubienzym-Lingual-Tabletten, 1 x 24 St. *(Lysozym + Papain + Bacitracin)*

Klinomycin-Tabletten*, 2 x 15 St. *(Minocyclin 100 mg)*
Kohle-Compretten, 2 x 50 St. *(Carbo medic. 0,25 g)*
Kreosot-Spiritus 50 %, 10 ml

Labiosan-Salbe 10 g, 1 Tube *(Sulfur + Zinkoxid + Phenol liq.)*
Leukomycin-Augensalbe 5 g, 1 Tube *(Chloramphenicol)*
Leukomycin-N-Augentropfen 6 ml, 1 Flasche *(Azidamphenicol)*
Liquisorb S*, 10 Beutel zu 25 g, 1 Packung

Megacillin-forte-Spritzampulle*, 3 x 1 St. *(0,4 Mio. IE Clemizol-Penicillin-G + 3,6 Mio IE Penicillin-G-Na)*
Metifex-Dragees zu 20 St., 2 Packungen *(Ethacridin 200 mg)*

Nitrolingual-Zerbeiß-Kapseln, 15 St. *(Nitroglycerin 0,8 mg)*
Novalgin-Tropfen, 50 ml, 1 Packung *(Noramidopyrinium)*
Otriven-Nasentropfen für Erwachsene, 20 g, 1 Flasche – auch für Augen *(Xylometazolin 0,1 %)*

Paractol-Tabletten, 1 x 30 St. *(Dimethylpolysiloxan + Aluminiumhydroxid)*
Peremesin supp.*, 1 x 10 St. *(Meclizin HCL 50 mg)*

Stutgeron *(= Cinnarizin)*

Tavegil-Tabletten, 1 x 50 St. *(Clemastin 1 mg)*
Topostasin-Pulver, 1 x 6 Beutel *(Thrombin 1. 600 NIH-E)*
Topsym-F-Salbe 30,0, 1 Tube *(Fluocinonid 0,05 %)*

Valium 10, 2-ml-Fertigspritze, 1 x 5 Ampullen *(Diazepam 10 mg)*
Valium 5, Tabletten, 1 x 20 St. *(Diazepam)*
Valoron-N-Tropfen, 1 x 10-g-Flasche *(Tilidin + Naloxon)*
Volon-A-Tinctur 15 ml, 1 Flasche *(Triamcinolon + Acid. salic. + Benzalkonium)*

Xylocain-rectal-Salbe 20 g, 1 Tube *(Lidocain + Hydrocortison + Alum. subacet. + Zinkoxid)*

Literaturverzeichnis

1. Ahnefeld, F. W. und Haug, H. U.
   Zeitschrift Notfallmedizin 2,4 (1976)

2. Behrens, R.
   Medizin auf Hochseeyachten, Brückenbuch der Seesegler der Segelkameradschaft „Wappen von Bremen“
   Verlag Herbert Schweers, Bremen 1967

3. Bork, K. und Böhme, G.
   Zeitschrift Notfallmedizin 6 (1980) 515–524

4. Halhuber/Kirchmair
   Notfälle in der Inneren Medizin
   Verlag Urban und Schwarzenberg München/Berlin/Wien 19

5. Hartmann, K.
   Erste Hilfe Fibel,
   herausgegeben von der Österreichischen Gesellschaft vom Roten Kreuz, Wien

6. Henneberg, U. und Menzel, Th.
   Zeitschrift Notfallmedizin 1,1 (1975)

7. Kaiser, N. und Knörig, M.
   Erste Hilfe
   Ehrenwirth-Beratungsbuch 1978

8. Köhnlein, E., Weller, S., Vogel, W., Nobel, J.
   Erste Hilfe, ein Leitfaden
   Thieme-Verlag, Stuttgart 1967

9. Kohfahl, M.
Erste Hilfe im Seenot-Rettungsdienst,
herausgegeben von der Deutschen Gesellschaft zur Rettung Schiffbrüchiger, Bremen, Werderstraße 2

10. Mohr, U.
Sicherheit auf See
Verlag Klasing und Co., Bielefeld und Berlin, 1975

11. Mohring, D.
Touristikmedizin
Thieme-Verlag Stuttgart 1977

12. Müller, E.
Ärztliche Sofortmaßnahmen in Praxis und Bereitschaftsdienst
Verlag Urban und Schwarzenberg 1977

13. Schenk, B.
Fahrtensegeln in Theorie und Praxis
BLV-Verlagsgesellschaft, München, Bern, Wien 1977

14. Schettler, G.
Taschenbuch der praktischen Medizin
Thieme-Verlag, Stuttgart 1975

15. Weller, S. und Neureuther, G.
Notfälle in den Bergen
Thieme-Verlag Stuttgart 1967

16. Zahlreiche Artikel und Hinweise aus der Zeitschrift „Die Yacht“ der Jahre 1960 bis 1980.

Sachverzeichnis

Die **KLEINE YACHT-BÜCHEREI** ist die preiswerte Bibliothek für eingehendes Fachwissen auf vielerlei Spezialgebieten. Diese Bände (Preise vom 1. 1. 80) sind lieferbar:

1 **Das kleine Sternenbuch** von W. Stein DM 15,80
4 **Navigation leicht gemacht** von W. Stein DM 16,80
8 **Wetterkunde** von W. Stein DM 13,80
9 **Knoten, Spleißen, Takeln** von E. Sondheim DM 13,80
10 **Funknavigation auf kleinen Schiffen** von A. Stahnke DM 14,80
12 **Schneller als der Wind** (Eissegeln) von M. J. Tidick DM 12,80
13 **8 x Wassersport** (Wörterbuch) von B. Webb DM 12,80
16 **Elektrizität auf Yachten** von U. Mohr DM 12,80
20 **Ich kaufe ein Segelboot** von K. Freund DM 13,80
21 **Astronomische Navigation** von W. Stein DM 16,80
22 **Sicherheit auf See** von U. Mohr DM 13,80
25 **Beaufort 10 – was tun?** von F. Robb DM 12,80
28 **Kleines Signalbuch** von E. O. Braasch DM 10,80
29 **Allgemeines Sprechfunkzeugnis für den Seefunkdienst** v. Overschmidt/Johann DM 15,80
31 **Katamarane und andere Mehrrumpfboote** von H. J. Sass DM 13,80
32 **Bootspflege selbst gemacht** von J. Schult DM 14,80
33 **Bootsreparaturen selbst gemacht** von J. Schult DM 10,80
34 **Praktisches Navigieren nach Gestirnen** von M. Blewitt DM 10,80
38 **Kleine Bootskunde für Jollenkäufer** von J. Schult DM 14,80
39 **So arbeitet das Segel** von J. Schult DM 15,80
40 **Segeltechnik leicht gemacht** von J. Schult DM 15,80
41 **Richtig ankern** von J. Schult DM 15,80
42 **Segeln mit dem 7. Sinn I** von J. Schult DM 14,80
44 **Mann über Bord – was tun?** von J. Schult DM 14,80
46 **Überhol deine Navigation** von G. Luchmann DM 13,80
47 **Außenborder** von H. Donat DM 12,80
48 **Segeln mit dem 7. Sinn II** von J. Schult DM 14,80
49 **Die neue Seestraßenordnung für den Sportschiffer** von A. Bark DM 13,80
50 **Spinnakersegeln** von B. Aarre DM 10,80
52 **Kleine Boote selbst gebaut** von H. Donat DM 14,80
53 **Elektronik auf Yachten** von U. Mohr/J. Muhs DM 15,80
54 **Die Wettsegelbestimmungen 1977-1980** v. E. Twiname DM 13,80
55 **Bootsmotoren – Diesel u. Benzin** von H. Donat DM 15,80
57 **Die neue Seeschiffahrtstraßen-Ordnung für den Sportschiffer** von A. Bark DM 13,80
59 **Segler-Lexikon** (Doppelband) von J. Schult DM 29,80
60 **Hafenmanöver** von B. Schenk DM 15,80
61 **Cockpitinstrumente auf Segelyachten** von J. F. Muhs DM 14,80
62 **Radar auf Yachten** von H.-G. Strepp DM 14,80
63 **Bordinstrumente auf Motoryachten** von J. F. Muhs DM 15,80
64 **Taschenrechner in der Navigation** von B. Schenk DM 15,80
65 **Alles über Seenotsignalmittel** Von Edel/Osw./Schöttmer DM 13,80
66 **UKW-Sprechfunkzeugnis** von G. Hommer DM 15,80

Die Bibliothek wird laufend erweitert. Fragen Sie bitte Ihren Buchhändler und beachten Sie unsere Ankündigungen.

Verlag Klasing + Co
Bielefeld